科学のとびら50

ニュースになった毒

Anthony T. Tu 著

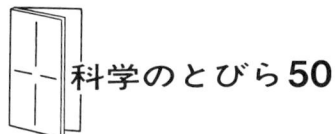

東京化学同人

目次

第一章　社会をむしばむドラッグ……1
A　一般人にも広まる幻覚剤――大麻（マリファナ）の陰と光……3
B　人を惑わす幻覚剤――ＬＳＤ、メスカリン、幻覚キノコ……17
C　覚醒剤の害――アンフェタミン、メタンフェタミン、ＭＤＭＡ……21
D　陶酔感に囚われる麻薬――コカイン……25
E　世界で問題化するアヘン系の麻薬――モルヒネとヘロイン……30
F　ドラッグに化けた物質――ケタミン、シンナー……42
G　知っておきたい処罰――突然、死刑になる可能性も……44
第二章　ニュースになった毒……57
A　毒カレー事件の謎――ヒ素……59
B　毒餃子の具――メタミドホス……66

C　結石をつくる毒ミルクの正体——メラミン……71
D　何度も害をもたらす化合物——ジエチレングリコール……79
E　楽に死ねるという誤解——硫化水素……88
F　化学の負の遺産——旧日本軍の遺棄した化学兵器……95
G　生物テロの危険性——リボトキシン……109
H　戦争でばらまかれる廃棄物——劣化ウラン……117

第三章　二〇一一年の最大事件——原発事故と放射能汚染……127
A　福島第一原子力発電所事故の衝撃……129
B　ヒトへの放射線の影響……133
C　アメリカからみた日本の原発事故……146

おわりに……153

第一章　社会をむしばむドラッグ

毒のもつ意味は、その時代や社会によって変わる。乱用されれば毒となり、有効成分がうまく使われれば薬になる。世界中の人口の増加とともに、人間の社会も多様化している。社会の発展とともに、あらゆる薬が使われるようになった。薬には天然物からとれたものもあれば、人が合成したものもあり、多種多様である。薬のなかには使うと気持のよくなるものもある。しかし薬というものは少量では薬となっても、大量にとると毒になる。「気持がよくなる」薬には要注意の物が多く、世界各国で麻薬や違法薬物に指定されたものが多い。それらは所持・使用・売買が法律で規制されており、違反した者を死刑にする国も多い。本章では主要な麻薬や違法薬物を鳥瞰してその性質を簡潔に述べ、最後に社会的影響、特に処罰について述べる。

A　一般人にも広まる幻覚剤——大麻（マリファナ）の陰と光

幻覚剤といってもいろいろな種類があり、天然の植物やキノコに含まれているものから、合成されたものなどが社会で使われている。最近日本では、芸能人、大相撲力士から、主婦、高校生、大学生までもが大麻を使用・所持したりして逮捕され、大きな社会問題となっている。警察庁のまとめによれば、二〇〇八年に大麻取締法違反容疑で逮捕・送検された検挙人数は過去最多の二八六七人だった。その後も、大学生の大麻事件は後を絶たず、キャンパス内の大麻汚染も相当に進んでいると考えられる。

大麻汚染の状況はアメリカではさらにひどく、連邦政府による二〇〇三年の薬物使用と健康に関

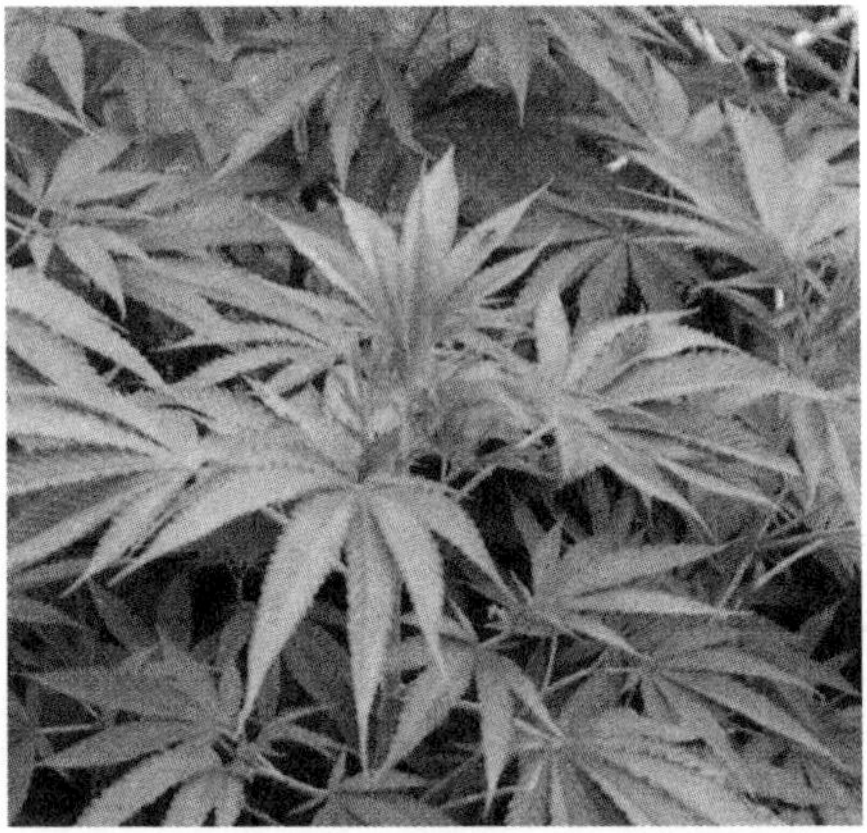

写真 1　大麻草　大麻の原灌木は世界中でもかなりふつうに野生として生えている．写真は筆者が中国の雲南省昆明の山で自然に生えているものを撮影した．

する全国調査（National Survey on Drug Use and Health）の発表では、九四〇〇万人（およそ三人に一人）のアメリカ人が、人生の過程で一度は大麻を使用したことがあるとのことだ。オバマ大統領が若いころに使用した過去を自伝につづり話題となったことは記憶に新しい。二〇〇九年の調査では、12歳以上の人でマリファナを使っているのは八・七％である。

大麻（マリファナ）とは何か

大麻（*Cannabis sativa*）という植物（写真1）からの抽出物、または花、茎、種、葉などを小さく切って乾燥させた緑または褐色の混合物が麻薬（マリファナ）として使われる。麻薬のことを英語では「recreation drug」という。「娯楽のための薬」という意味で、使うと気持がいいためそうよばれる。

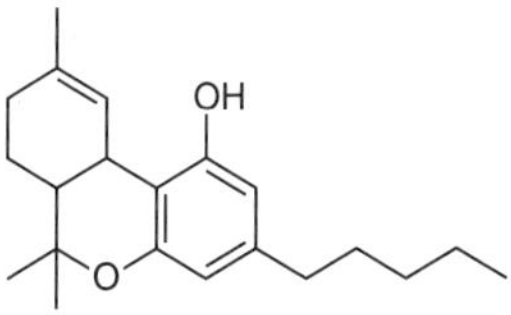

図１　テトラヒドロカンナビノール（THC）

大麻を自己栽培して自分で使ったり、バッズ（花の部分）を乾燥して売ったりすることが最近日本ではやっている。バッズは幻覚作用が特に強く、ふつう、闇の市場で売られている葉や茎を切って乾燥させたものよりも作用が四倍も強い。日本で自己栽培の摘発は二〇〇〇年に四七件、二〇〇九年に三一二件であった。

大麻の茎は長い繊維で、縄をつくる材料にもよく使われる。大麻の代表的な成分はテトラヒドロカンナビノール（tetrahydrocannabinol：ＴＨＣ）（図１）であるが、単一成分でなく、多くの似た構造式の物質を総称してカンナビノイドという（約六〇種くらい存在する）。しかし植物により、また抽出法により成分が少しずつ異なるので、麻薬作用もそれに従って少しずつ変わる。

アメリカでは、マリファナは麻薬のなかで一番ふつうに使われているが、死亡者がいないところからみても、麻薬のなかでも毒作用は比較的小さい。そういうわけもあって、アメリカではマリファナ使用者に対する刑罰は軽く、刑務所に入れる代わりに罰金で済ませることが多い。しかし生産者や販売者に対しては刑が重いことが多い。

アルコールもタバコも「recreation drug」の一種であるが、これらは合法的な物質で大っぴらに販売されている。

どのように使用されているのか

一番よく使われるのは、乾燥した大麻の混合物をタバコのようにして吸う方法である。これは大麻を燃やしてその煙を吸うわけであるが、燃やさずに一八五〜二一〇℃で加熱して蒸発させたカンナビノイドを吸う方法もある。また、食べる方法もある。カンナビノイドは水溶性でないが、お茶と一緒に煎じると濃度は低いが軽い精神作用を及ぼすとのことである。変わった使用法としては、皮膚に貼る経皮パッチ、静脈注射、坐薬（肛門から大麻成分が直腸を経て体に入る）などの方法がある。

このようにして体内に入った大麻成分は、呼吸器系統または消化器系統から吸収され、ほぼ三〇分で各組織に達する。カンナビノールは比較的無極性なので体外への排泄は遅く、二八〜五六時間くらいかかる。

カンナビノイド受容体

一九八八年にカンナビノイド受容体が発見されて以来、マリファナのサイエンスは急速に進歩した。受容体は二種類知られており、中枢神経系統にあるものを「ＣＢ１」、末梢神経にあるものを「ＣＢ２」という。

一九九二年には、ＣＢ１やＣＢ２に結合する基質（リガンド）がヒトの体内から発見され、この内因性リカンドは「アナンダミド（anandamide）」と命名された（図２）。それ以来、受容体と作用する多くの物質、たとえば２-アラキドノイルグリセロール、*N*-アラキドニルドーパミン、ビロダミ

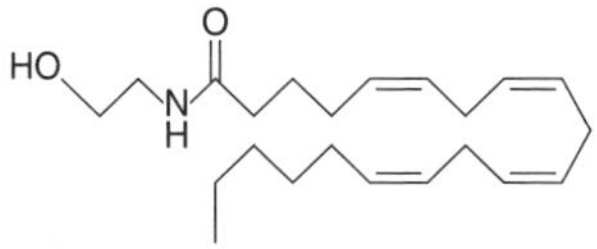

図 2　カンナビノイド受容体の内因性リガンドとなるアナンダミド

ン（virodhamine）などが発見された。

これによってマリファナ作用をもつ合成品が多数つくられた。これらの合成品は化学構造からいうとカンナビノイドと似ておらず、むしろアナンダミドに類似している。

数多くの合成品の登場以降、マリファナの新しい定義はつぎのようなものになった。

（1）従来の大麻の植物を細かく切ったもの、または抽出したカンナビノイド
（2）ヒトの体内にあるカンナビノイド受容体と結合するもの
（3）合成品でカンナビノイドの構造式と関係ないが、マリファナの作用をもつもの

法律で問題になるのは（1）であるが、将来は（3）も徐々に問題になると思われる。

どのような作用を及ぼすのか

マリファナの作用は大きく分けて、心理的作用と身体への作用に区別できる。

（1）心理的作用

まず一番大きな作用は、幻想にふけって気持ちがよくなることである。この作用のためにマリファナを使う人が絶えないわけである。幻想的な快楽感ではあるが、考えは現実的なものでなく、空想的な思いにふける。このため、正常な記憶に支障をきたし、記憶力が衰える。また、注意力が集中しなくなり散漫となる。動作も遅くなり眠くなる。こういう狂った心理現象は二〜三日続き、一〜二週間で正常に戻る。こうしたマリファナの心理的作用は、ＴＨＣが脳のなかに入ってドーパミンの作用を変化させるためである。

（2）身体への作用

体への作用も多様で、つぎのような作用があげられる。目が充血して赤くなる、けいれんを起こす、吐き気を起こす、頭痛が起きる、脳への血液の循環が悪くなる。

身体への作用は、マリファナのなかに入っているいろいろな成分が、血圧、心拍数や血中の酸素濃度に影響するためである。

マリファナの多様な成分

すでに述べたとおり、マリファナは多くの化合物の混合物で、有効成分はＴＨＣ（図１）であるが、似た構造の多くの化合物を含んでいる。植物によってこれらの混合物の成分の比が異なるので、作用も成品によって多少異なる。すべての成分については述べないが、構造の違う七つの副成分を図３に示す。

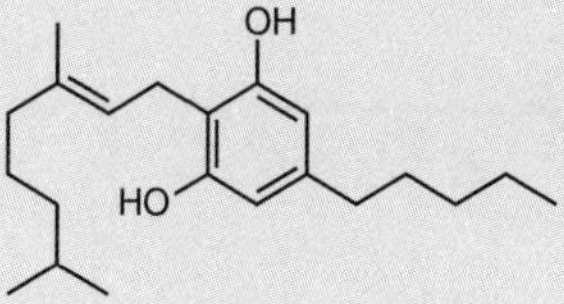

カンナビゲロール型
cannabigerol：CBG

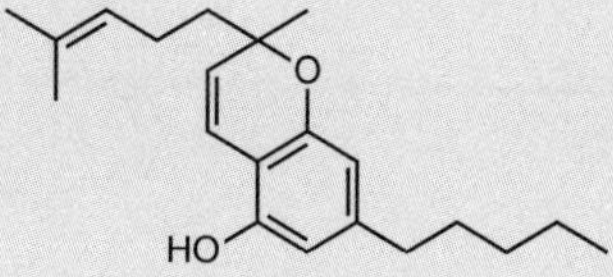

カンナビクロメン型
cannabichromene：CBC

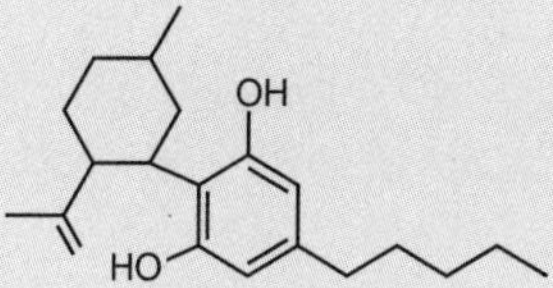

カンナビジオール型
cannabidiol：CBD

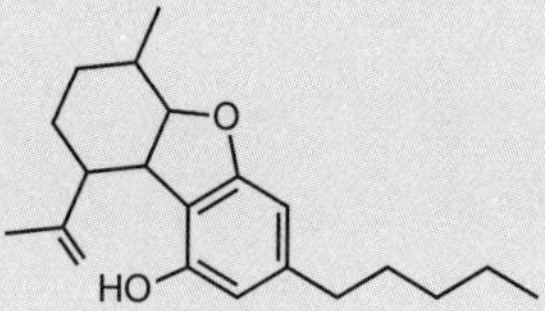

カンナビエルソイン型
cannabielsoin：CBE

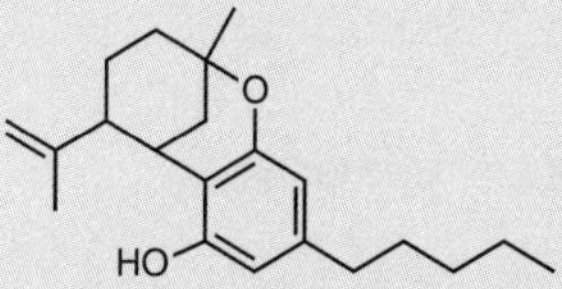

イソテトラヒドロカンナビノール型
iso-tetrahydrocannabinol：*iso*-THC

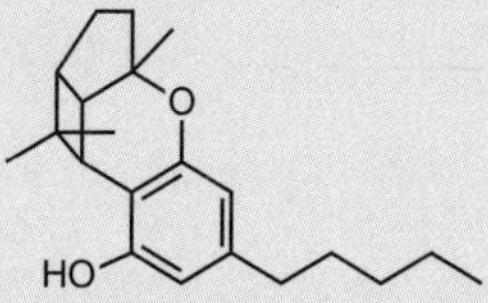

カンナビシクロール型
cannabicyclol：CBL

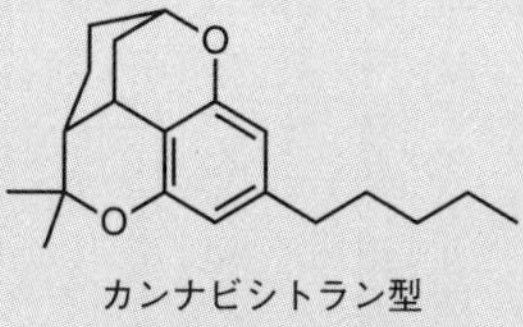

カンナビシトラン型
cannabicitran：CBT

図 3　マリファナの主要副成分

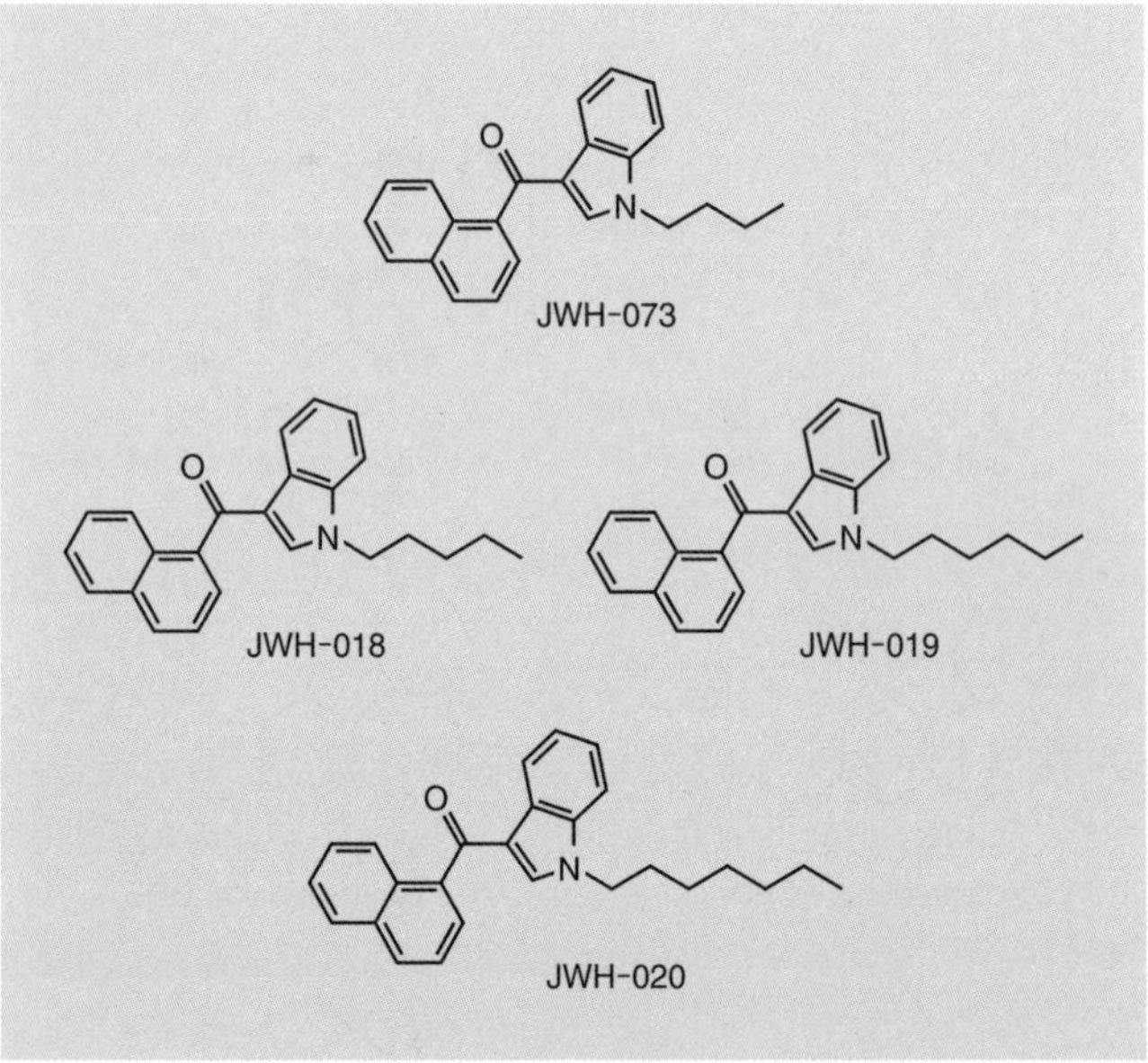

図 4　マリファナの作用をもつ化合物の例

現在アメリカでは、カンナビノイドの性質をもつ物質で化学構造が全く違うものがおおっぴらに合成され、一〇〇〇種類くらいの化合物が販売されている。法律ではマリファナとその成分を禁止しているが、カンナビノイドの作用をもつ化合物は禁止していない州がかなりあるためである。

アメリカ五〇州のうち三二州が、マリファナと関係ないがマリファナの作用をもつ化合物を禁止していない。よってこのような州では、おおっぴらに合成、販売しても合法なのである。これらの化合物と構造式を図4に示す。

医学へ応用されているマリファナ

前に述べたようにマリファナの麻薬作用はおもにＴＨＣによるので、ほかの成分はあまり関係しない。成分によってはむしろ医学的によい作用を示すものもある。たとえばカンナビゲロール（ＣＢＧ）には心理的作用はなく、血圧を下げる作用がある。カンナビジオール（ＣＢＤ）もやはり心理的作用はなく、むしろＴＨＣの作用を抑える。また、けいれん、炎症、不安や嘔吐感をなくす効果もある。ＴＨＣ自体はマリファナの悪い作用の原因ではあるが、「気持がよくなる」作用は末期がんの患者にとって苦痛をやわらげることになり、時と場合によってよい作用でもある。

二〇〇五年四月、カナダ政府は「サティベックス（Sativex®）」という口腔内スプレー（mouth spray）を多発性硬化症の鎮痛剤として販売することを許可した。サティベックスはＴＨＣとＣＢＤの両方を含み、ＧＷファーマシューティカルズ社が製造、アメリカではカンナビノイド系がん疼痛治療薬として大塚製薬により販売されている。ＣＢＤには心理的作用はなく、受容体ＣＢ１とＣＢ２にも結合しない。原因はよくわからないが、ＴＨＣの拮抗薬としての役目を果たすようである。サティベックスはイギリスでも医薬品として正式に販売され、口腔内にスプレーして使用される。

アメリカではマリファナを使った医薬品の「マリノル」が、がんやエイズ患者向けに処方薬となっている。「マリノル」の主成分は合成ＴＨＣで、サティベックスに含まれている自然の大麻草の成分とは異なる。

マリファナに含まれる他の成分の医学医療への応用は、これから盛んになるだろう。

表 1　2006年に医薬品としてマリファナを使用した患者数

州	患者数
アラスカ	175
カリフォルニア	202,416
コロラド	4,515
ハワイ	3,240
メイン	227
モンタナ	1,144
ネバダ	860
ニューメキシコ	162
オレゴン	20,547
ロードアイランド	517
ベルモント	107
ワシントン	35,510
計	269,420

医療のためなら合法の州

このような理由で、アメリカではいくつかの州が「医療」のためのマリファナ使用を合法的に許可している。アラスカ、カリフォルニア、コロラド、ハワイ、メイン、モンタナ、ネバダ、ニューメキシコ、オレゴン、ロードアイランド、バーモンドとワシントンの各州である。これらの州で二〇〇六年に医薬品としてマリファナを使用した患者の数は表1に示した通りである。しかし二〇〇五年、連邦政府の最高裁判所は、医学のためとして使用を許可している州でも、マリファナを医療のために使った人を逮捕・処罰できると判決した。日本では考えられないが、地方政府と中央政府の判断が相反した結果となった。このため、おかしなことが起こっている。

私の住んでいるコロラド州フォート・コリンズ市は人口一六万くらいの小都市であるが、医

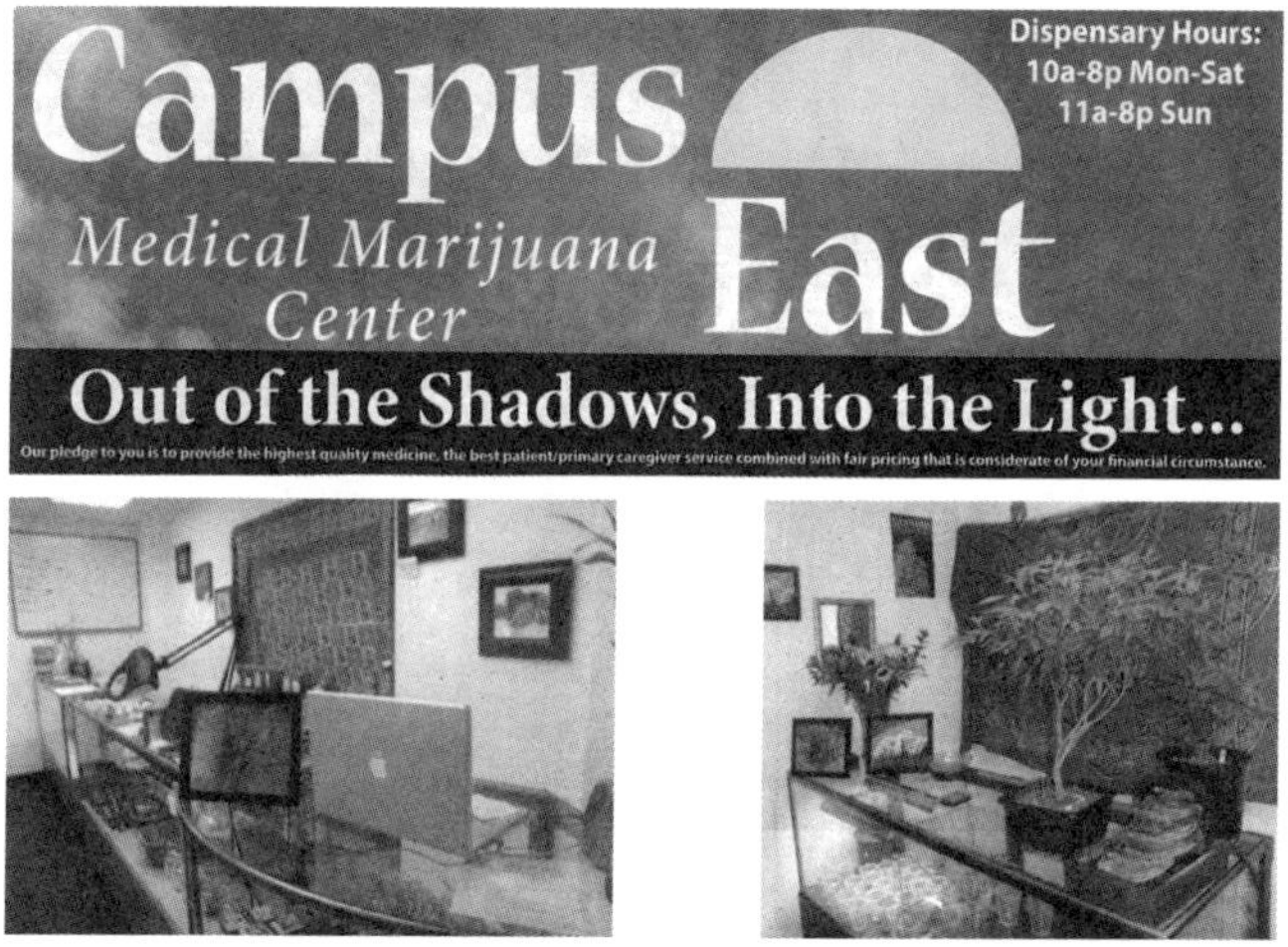

写真 2　コロラド州フォート・コリンズにある「医療のためのマリファナ」の店　(上) 店の広告の一部, (左) 店のカウンター, (右) 大麻草を植木鉢に植えて店で飾っている.

薬のためのマリファナを売る店が二〇数軒あり、皆コロラド州から店を開く免許をもらっている（写真2）。しかし、そのうち一軒が中央政府（連邦政府）の麻薬取締官によって摘発され、大麻を没収された。店の主人は「自分はちっとも違法なことはしていない。ちゃんとコロラドの州政府から店を開く許可をもらっている」という。同じようなことがコロラド州のデンバーや他の都市でも起こっており、店の主人もなぜ自分だけが摘発されるのかがわからない。事実、他の店はまだ大麻を売り続けている。いったい連邦政府は何を基準としてこの店はいけない、残りの店はいいと取締っているのかがわからないと人々はいっている。

二〇一二年一月一四日の町の新聞にも同じような記事があり、州の許可が出て

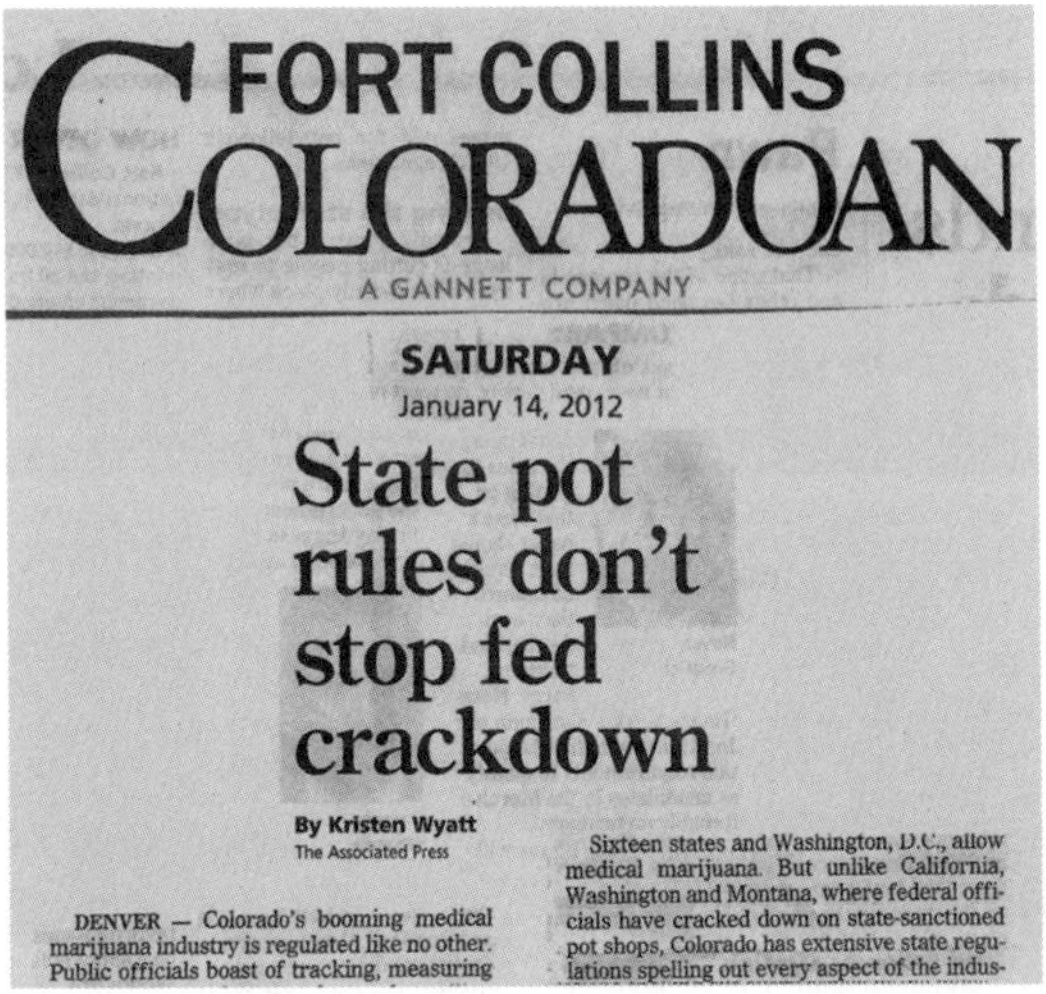

FORT COLLINS
COLORADOAN
A GANNETT COMPANY

SATURDAY
January 14, 2012

State pot rules don't stop fed crackdown

By Kristen Wyatt
The Associated Press

DENVER — Colorado's booming medical marijuana industry is regulated like no other. Public officials boast of tracking, measuring

Sixteen states and Washington, D.C., allow medical marijuana. But unlike California, Washington and Montana, where federal officials have cracked down on state-sanctioned pot shops, Colorado has extensive state regulations spelling out every aspect of the indus-

写真 3　コロラド州から医療用マリファナの店を開く許可が出ても，連邦政府の取締りを中止できないという記事

も連邦政府の取締りを止めることはできないと述べている（写真3）。

マリファナは麻薬のなかでも害が比較的軽いものであるが、一度非合法と判を押されると法律はなかなか改正されないので、多くの国では麻薬として指定され、生産・販売・使用が禁止されている。最初に非合法にしたのはアメリカである。そもそもアメリカでマリファナが麻薬として指定されたのは、一九三〇年代、麻薬取締りの局長で有名かつ権威のあったアンスリンガー（Harry Anslinger）博士が、一九三七年に「Marijuana Tax Act」という法律をつくり、マリファナを犯罪の対象にしたのが始まりである。もしアンスリンガー博士がマリファナを麻薬と決めなかったら、いまでもタバコのようにおおっぴらに使用されていたかもしれない。

ちなみに私の父、杜聡明は台湾でアヘン中毒者を治療する職を、時の台湾総督府から任命され、その業績がアンスリンガー博士に認められ、一九五〇年アンスリンガー博士に招待されて、ケンタッキー州で講演した。

マリファナの合法化の傾向

医療用としてマリファナを使ってもよい国や州はかなりあるが、マリファナを完全に合法化している国はまだない。しかし、ほとんどそれに近い状態の国として、オーストラリア、ベルギー、コロンビア、ネパールがあげられる。またそのほかの多くの国やアメリカの各州でもマリファナを合法化しようという気運が徐々に高まっている。その背景にはいろいろな原因があるが、それをみてみよう。

（１）医学的見地

マリファナは確かに体に有害な物質を含んでいるが、そんなにひどい物ではない。タバコも酒も有害であるが、ほとんどの国はこれらを合法的物質として認め、自由に売買や使用が許されていることが多い。マリファナは有害であるが、その害は非常に軽く、成分のなかには人体に対して有用な物質も含んでいる。酒やタバコのように自由にさせたらいいというのが、医学的見地からの言い分である。

（2） 犯罪取締上の見地

アメリカでは一九九〇年から今までに五九〇万人がマリファナの所持・使用で逮捕されている。二〇〇七年の逮捕者数は七三万四四九八人で、一九八〇年と比べて八倍に増えている。二〇〇〇年の逮捕者数は八七万二七二一人である。つまりいくら法律で禁止しても、使う人が後を絶たず、むしろ増え続けている。現実的にみて、取締りは警察の時間や経費の無駄使いであるという考えもある。警察の仕事はマリファナの取締りだけでない。むしろほかにもっと大事な取締りが多い。

メキシコでは大麻を含んだ「麻薬戦争」で二〇〇六年までに二万八〇〇〇人が死亡している。いくら取締っても警察・民間人・麻薬のギャングの死亡数は少しも減らず、むしろその数は毎年増加している。メキシコの大統領はマリファナも含めすべての麻薬を合法化するべきだと提唱し、世界中の人を驚かせた。メキシコ政府が麻薬を取締るための費用は年に八二億ドルで、もし麻薬を合法化すればその金を他の有益な部分に使えてかえっていいという。メキシコ政府はマリファナが合法化されれば、値段は八〇％以上安くなり、麻薬マフィアもうからなくなるから、麻薬の販売をしなくなると予想している。

（3） 政府の収入の見地

マリファナは非合法であるが、実に多くの人が使っている。しかし合法の取引きでないから税をかけられず、政府としては取締りに莫大な予算を使うのみで、税収入はゼロである。マリファナを合法化すれば、栽培や売買に税をかけられ、取締りの費用はいらなくなり、さらに莫大な税収入が入る。だから合法化は政府にとってもいいことであるという考えが徐々に芽ばえつつある。

二〇一〇年のカリフォルニア州の投票はアメリカ全土から注目された。それはマリファナを全面的に合法化にするための州民投票であったからである。結果として州民は合法化に反対したが、マリファナの使用を合法化しようという考えはアメリカのみならず、世界中でその機運が高まっている。マリファナの英語名は、民間では「marijuana」と書かれるが、政府の公文書では「marihuana」である。こんなに社会的に大きな影響のある麻薬の名称がアメリカでは統一されていないことは興味深い。

現在、日本ではもっぱら大麻の悪影響や悪効果が強調され、研究もその方面に重点が置かれている。確かに大麻使用は犯罪組織につながりやすいなど、社会的には悪いものである。一方で大麻草は、ＴＨＣ以外に心理作用のない成分も多く含んでいる。これらの医学的効果については、今後研究の余地があるのではないだろうか。

Ｂ　人を惑わす幻覚剤――ＬＳＤ、メスカリン、幻覚キノコ

大麻のほかに幻覚剤として有名なのは、合成物質であるＬＳＤ、サボテンに含まれるメスカリンやキノコの成分としてのサイロシビンやサイロシンがある。ここでは簡単にこれらについて述べる。

ＬＳＤ

幻覚剤のなかで一番有名かつよく使われている合成物質はＬＳＤで、化学名はリゼルグ酸ジエチ

ルアミドである。ＬＳＤは一九三八年にアルバート・ホフマンによって合成され、精神科の薬として一九四七年にスイスのサンドーズ製薬会社より販売された。

ＬＳＤ合成の元来の目的は、中枢性および呼吸性刺激剤のニケタミド類似の化合物をつくるためであった。ＬＳＤは経口で摂取し、これを摂るとごく少量で（たとえば一〇マイクログラム程度）、四五分～一時間後には、鮮明な視覚に基づく幻覚が起こる。その幻覚効果は二～三時間で最高潮に達し、八～一二時間ほど続く。

一九五〇年代アメリカの中央情報局（ＣＩＡ）はマインドコントロールや化学兵器として使われる可能性があるとみて、若い兵士を人体実験に使った。そのうちに若い人の間でＬＳＤが娯楽として使われるようになり、ＣＩＡの実験は多くの非難をあびるようになり、実験は中止された。

ＬＳＤをごく少量、たとえば二五マイクログラムを摂るとフラフラと気持ちがよくなり、別世界に旅したように感じるため、その効果を「トリップ（trip）」という。ＬＳＤは人間の正常な心理状態を完全に変えてしまい、その効果は非常に複雑で簡単には表現できないが、非現実的な空想にふけるようになる。

気持ちがよいとか、悪いとか、美しい、汚ない、といった感覚・感情は、つまるところ大脳の働きによって生じるものである。「ＬＳＤのトリップ」の場合、視覚、聴覚、時間・空間の感覚や感情がすっかり狂うので、大脳の神経伝達作用が乱れてしまうと考えられる。ＬＳＤの構造は大脳内の神経伝達物質であるセロトニンの構造と似ているので（図5）、ＬＳＤはセロトニン受容体に結びついて、神経伝達を撹乱するものと思われる。

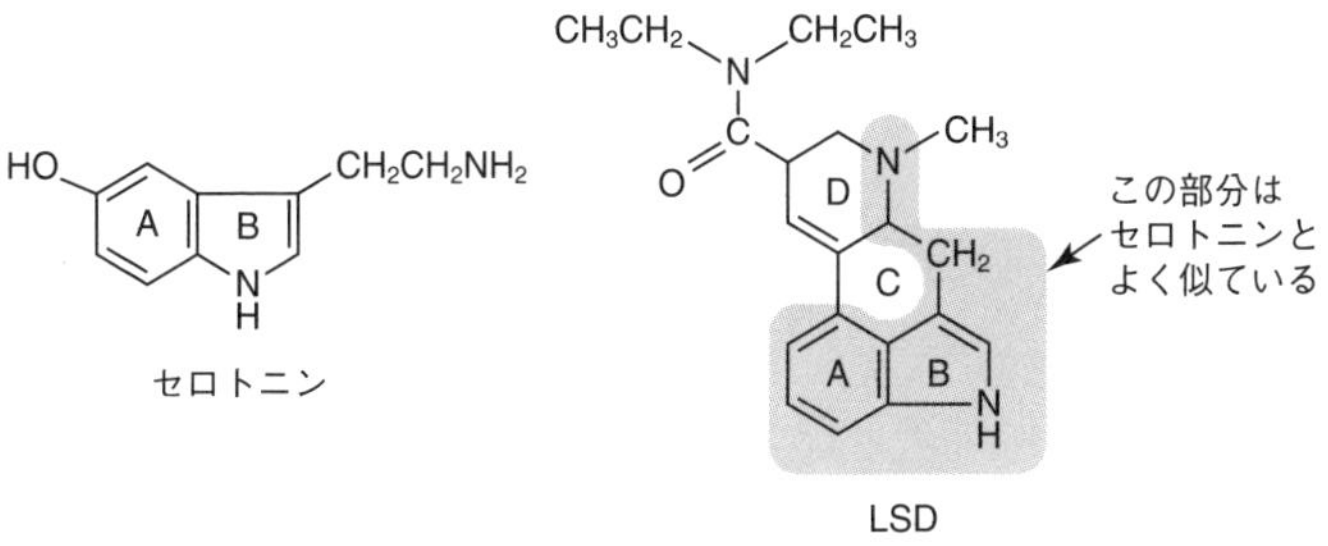

図5　LSDの構造

ＬＳＤの作用はおもに精神への影響であるので、ＬＳＤの使用で人が死ぬことはまれである。急性中毒性は通常、投与された動物の五〇％が死ぬ投与量を表す「半致死量（LD_{50}）」で表わされる。ＬＳＤのLD_{50}は、ウサギの静脈注射の場合、体重一キログラム当たり〇・三ミリグラム、同様にラットでは一六・五ミリグラム、マウスでは四六ミリグラムである。ヒトに対してのLD_{50}は、体重一キログラム当たり一・〇ミリグラムと推定されている。ＬＳＤを使用したかどうかは尿の検査でわかる。

肉体に対する影響は、瞳孔の拡張、腱の深部反射の強化、心拍・血圧・体温の上昇、深くゆっくりとした呼吸、食欲減退、不眠症、などである。

メスカリン、サイロシビン、サイロシン

キノコのなかには幻覚作用を起こすものがあり、これらは「幻覚キノコ」とか「マジックマッシュルーム」とよばれる。これらのキノコにはつぎのようなものがある。*Psilocybe*, *Stropharia*, *Conocybe*, *Panaeolus* 属のキノコ。

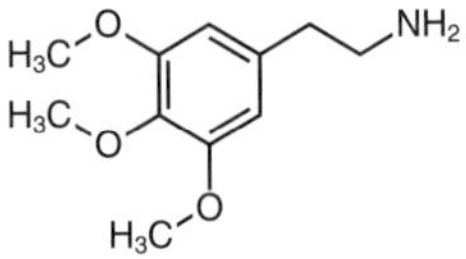

図 6　メスカリン

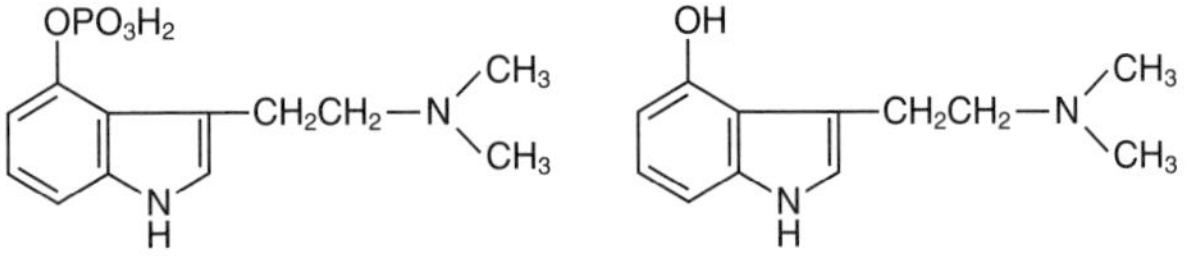

図 7　サイロシビンとサイロシン

これらのキノコは原住民の宗教儀式によく使われる。アメリカンインディアンも例外でなく、やはり宗教儀式に使っていたが、今ではアメリカの法律でその使用が禁止されている。日本では幻覚を起こすキノコの成分は麻薬取締法で規制されている。

幻覚サボテンに含まれるメスカリンの化学構造式を図6に示す。幻覚キノコの成分であるサイロシビンとサイロシンの構造を図7に示す。サイロシビン、サイロシンは互いに構造が似ているが、メスカリンとはかなり違う。

サイロシビンとサイロシンの化学構造は基本的にセロトニン（図5）と同じなので、大脳内でセロトニンと競合して正常な精神状態や意識を変化させることがわかる。

テングタケの仲間（*Amanita muscaria*）も幻覚作用を起こすが、その成分はムシモル（muscimol）やイボテン酸である。

C　覚醒剤の害——アンフェタミン、メタンフェタミン、ＭＤＭＡ

覚醒剤とは何か

幻覚剤は人を幻想・空想へ誘うが、逆に頭を覚醒させてハイな状態にするのが覚醒剤である。覚醒剤にもいろいろあるが、よく使われるものにはアンフェタミン（amphetamine）とメタンフェタミン（methamphetamine）の二種類があり、アメリカでも、日本およびそのほかのアジア諸国でもよく使われる。アメリカではアンフェタミンの害が多いが、日本、台湾、ハワイではメタンフェタミンの使用が多い。純粋なメタンフェタミンは俗にアイス（ice）、スピード（speed）、クリスタル（crystal）ともいわれる。ＭＤＭＡについては後述するが、構造式が覚醒剤と似ているので先に三つの化学構造を示す（図８）。

日本には「覚せい剤取締法」という法律があり、その所持、使用、製造、譲渡などが禁止されている。日本の警察白書によると、押収された覚醒剤は二〇〇三年までは粉末であったが、二〇〇四年から錠剤が押収されるようになった。二〇〇九年だけをみてみると、粉末の押収は三五六・二キログラムに対し錠剤は一万二七九九錠であった。

覚醒剤には、その名が示すように眠気がふっとび、疲労感を減らす作用がある。そのためアメリカでは、違法にもかかわらず学生が徹夜の試験勉強のため、または長距離を移動するトラック運転手がよく使う。

今では日本でもよく使われ問題となっているが、使用自体は今に始まったものではない。エフェ

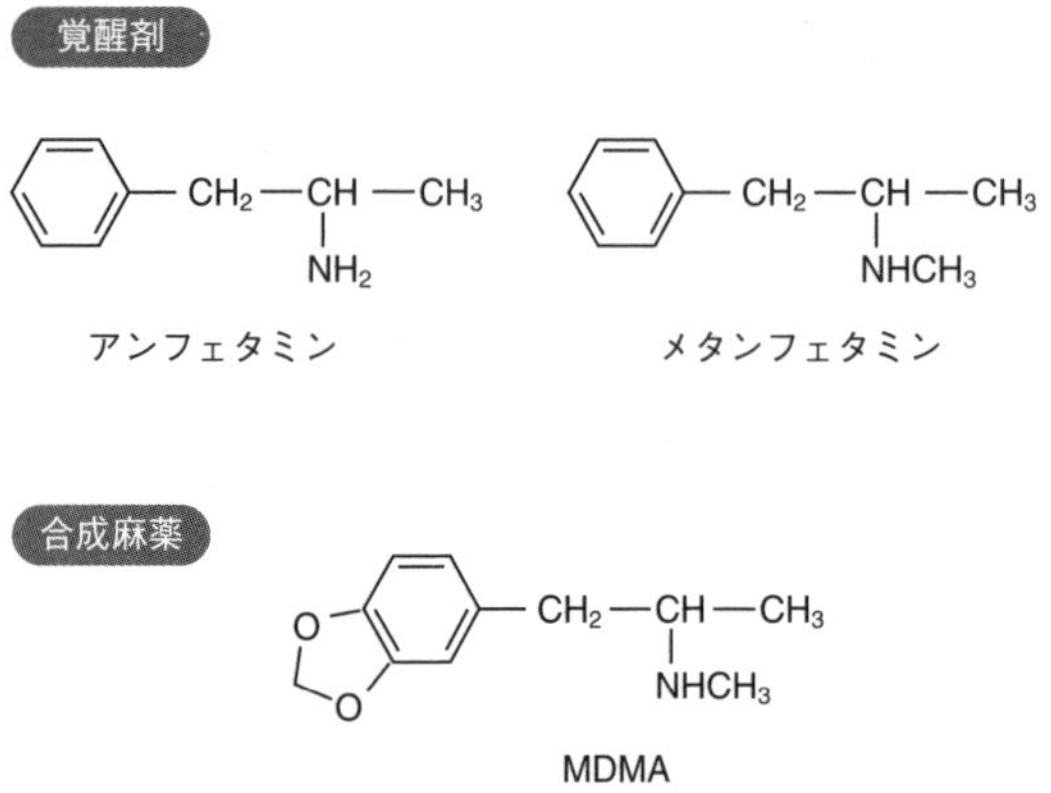

図 8　覚醒剤とMDMAの化学構造式

ドリンの発見者として有名な長井長義によって合成されたメタンフェタミンは「ヒロポン」という薬品名で、日本では長く知られてきた。副作用の弊害が知られるまではよく使われ、太平洋戦争の末期には、アメリカ軍の爆撃機B29を撃墜するため、疲労回復剤として戦闘機のパイロットがよく使った。メタンフェタミンは第二次世界大戦中、連合国軍でもドイツ軍でも戦車乗りや飛行機の操縦士がよく使った。戦後にヒロポン中毒が蔓延し社会問題化したのは、旧日本軍が所持していた大量のメタンフェタミンが民間にわたったためである。今では世界中で広く使用されている。メタンフェタミンは図9に示す二つの方法でつくられる。

覚醒剤は中枢神経に作用し、刺激薬となる。アンフェタミンもメタンフェタミンも中枢神経細胞の末端より入り、脳内モノアミンの代謝を行うモノアミンオキシダーゼの作用を阻害するので、結果として、ドーパミンやノルアドレナリンなどのカテコー

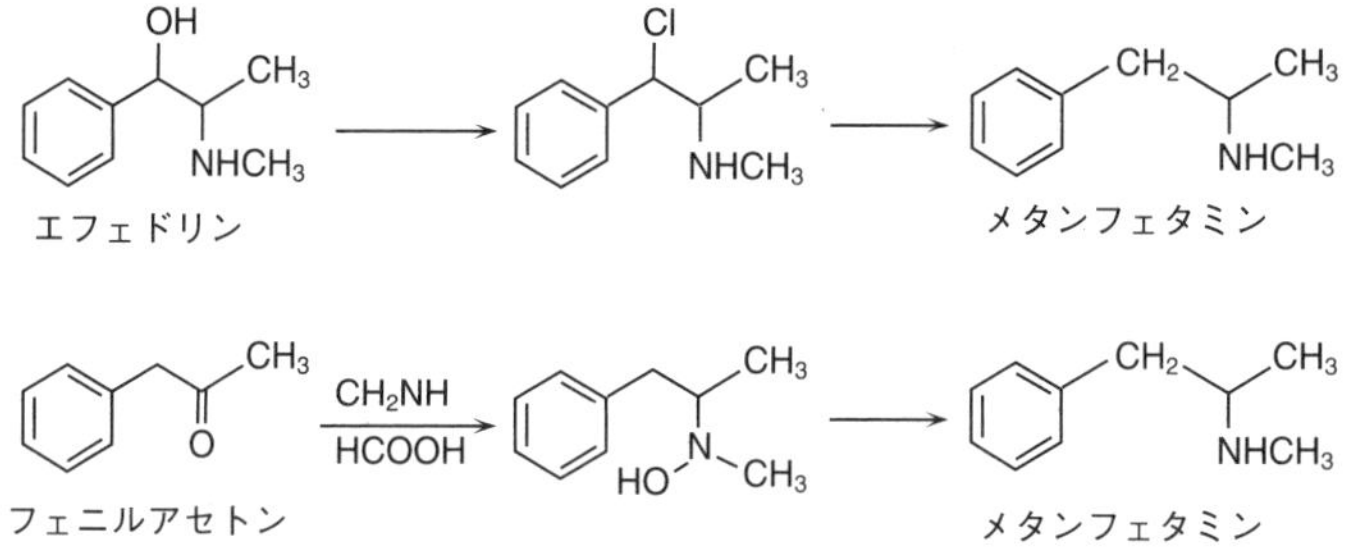

図9　メタンフェタミンの合成法

ルアミンの放出を促進する。それによって覚醒剤を使用すると空腹や疲労を忘れ、続けて活発に動こうとするため、最終的に心臓の負担を過重にする。経口致死毒性は、ラットでは五ミリグラム（体重一キログラム当たり）である。使用法は吸う、飲む（食べる）、静脈注射の方法があるが、注射が一番強い興奮作用を現す。

アンフェタミンやメタンフェタミンは覚醒剤としての作用のほかに、人体に対し悪い副作用もある。すなわち、血圧の上昇、散瞳、発汗や喉の異常な乾きである。内臓の働きも不活発になり多くは便秘状態となる。

MDMAの害

MDMAは3,4-methylenedioxymethamphetamine（メチレンジオキシメタンフェタミン）の略であり、合成品である。構造式はアンフェタミン、メタンフェタミンに似ている（図8）。中枢神経に対する作用も同じである。しかし日本では取締法は別になっている。

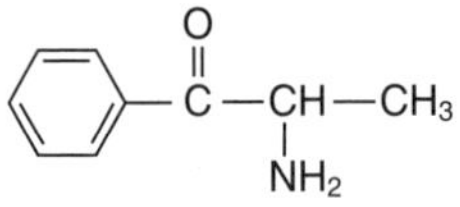

図 10 カチノンの構造

いわゆる「recreation drugs」の取締りには以下のとおり四つある。①覚せい剤取締法、②麻薬及び向精神薬取締法、③大麻取締法、④あへん法。これらは俗に薬物四法といわれている。

つまり「薬物乱用の取締り」といっても薬物には種類も多く、取締る法律も異なるわけである。このうち、MDMAは「麻薬及び向精神薬取締法」で規制され、その製造、所持、使用が禁止されている。しかし、作用は覚醒剤と同じで、ドーパミンを過剰に産生する。

MDMAはそのほかにセロトニンも過剰に生産する。MDMAも覚醒剤も一時的に気持ちがよくなり、興奮作用で発汗が多くなり、緊張のあまり目がキョロキョロして落ち着きがなくなる。MDMAは別名エクスタシー（ecstasy）ともよばれる。アンフェタミン、メタンフェタミンと同様にMDMAも嗜好性があり、依存性が強くなる。

最近、法律で禁止が明記されない化合物で覚醒作用のあるものが新しくつくられて販売されるようになった。

オランダのルウェリン（David Llewellyn）は「カチノン（cathinone）」という化合物（図10）を合成して販売し、物議をかもしている。オランダの警察は法律で麻薬の取締りができないので、「環境法」で製造所を閉鎖している。法律と非合法でない麻薬のイタチごっこともいえる。

D　陶酔感に囚われる麻薬――コカイン

陶酔感を起こす麻薬や違法薬物は種類も多い。なかでも有名なのがコカイン、モルヒネ、ヘロイン、大麻（マリファナ）などである。ここではコカインに焦点を当てて述べよう。

コカイン（cocaine）は、以前はアメリカで使用され、日本で使われることは比較的少なかったが、近年日本の社会はだんだんアメリカに近くなり、特に日本の芸能人が使用して逮捕されたりして、新聞の社会面を賑わしている。

コカインはもともと南米に生えるコカノキ科の植物（*Erythroxylum coca* など）の葉から抽出してつくられる。コカインの化学構造を図11に示す。南米には空腹になったり、疲れるとコカの葉をかむ風習があった。昔は局部麻酔剤として鼻や喉の治療時にも使われた。しかし、一九七〇年代よりアメリカで娯楽のために急に使われるようになった。アメリカでは、コカインはおもに知識人の間で使われることが多い。同じ麻薬でもヘロインはアメリカでは低級層の人がよく使う。しかし、最近その分別がぼけてきて、コカインもヘロインもアメリカではよく使われるようになった。

コカインは中枢神経に作用し、快感、陶酔感をひき起こす。一時的に気持ちがよくなるほか、元気になるのも使われる一つの理由であるが、耽溺性、習慣性による中毒をひき起こす。コカインも覚醒剤も作用の点からみると似ているところがあるが、前者のほうが作用が強く、短時間でその効果が現れる。覚醒剤はコカインより作用が弱いが、その作用が長く続く。

コカインの使用法は、①嗅ぐ、②吸う、③食べる、④静脈注射の四つの方法がある。現代社会は

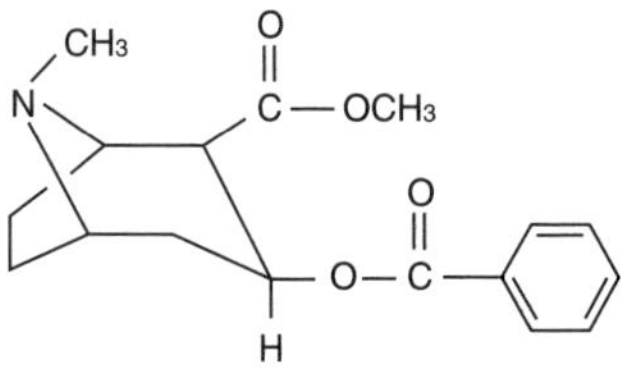

図 11　コカイン

食うか食われるかの弱肉強食の社会なので、各人の緊張感も高い。コカインを吸ったり、嗅いだりすると気持ちがよくなるので、一時的に緊張感から解放されようとタバコ一服のつもりで服用する。アメリカの学生の間にコカインが蔓延するのも、やはり緊張を解いたり、憂うつな状態から解放されたいためである。コカインをちょっと嗅いで元気を回復させたいのである。

コカインの毒性学

モルヒネやヘロイン（アヘン系の麻薬）は、中毒になると肉体的苦痛を感じる。一方、コカインは中毒になっても肉体的苦痛は起こらない。ただし、摂取しないでいると、コカインを使用したときの快楽が思い起こされ、「使いたい、使いたい」と強い心理的圧迫を感じるようになる。この心理的依存性ゆえに、コカイン中毒からは立ち治るのがむずかしい。

コカインを大量に摂取すると、急性中毒症状を起こし、呼吸が速くなり、吐いたりして最終的には死に至ることもある。特に静脈注射は危険で、二〜六分で死亡した例もある。ウサギを使って致死量を調べてみると、半致死量（LD_{50}）は、体重一キログラム当たり静脈注射で一五ミリグラム、腹腔注射では三〇ミリグラムである。LD_{50}は値が小さいほど毒

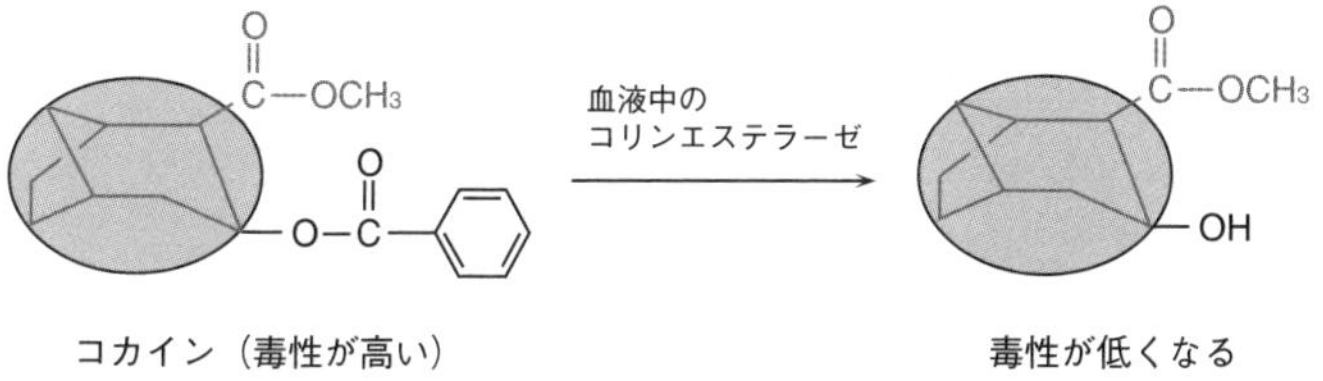

図 12　コカインは体内で代謝され，エステル基が一つ加水分解されて毒性が弱くなる

性が高くなるので、静脈注射が危ないことは動物でも証明されている。ヒトに対する最低致死量は一〜一・二グラムと推定されている。

コカインの危険性は、コカイン自体のみならず、そのなかに残っているわずかな溶媒にもある。特に常習者にとっては危険である。コカインはコカの葉をつぶしてケロシンやベンゼンなどの有機溶媒で抽出してつくるので、コカインにはこれらの溶剤が含まれている。そのため、コカインを反復使用すると、コカインの中毒症のほかに、ベンゼンによる白血病や再生不良性貧血が起こる。

コカインとほかの薬物を併用すると危険を伴うこともある。コカインには図12に示すとおり、二つのエステル基があるため、血液中のコリンエステラーゼにより加水分解され、毒性が弱くなる。しかし、コリンエステラーゼを阻害する薬は多くある。そのため、そういう薬をコカインと併用すると、コカインのエステル基が加水分解されないので、毒性が強いまま体内に存在することになる。コカインの取締りは「麻薬及び向精神薬取締法」による。

なぜ気持ちがよくなるか

われわれが気持ちがよくなるというのは大脳の働きによる。それを

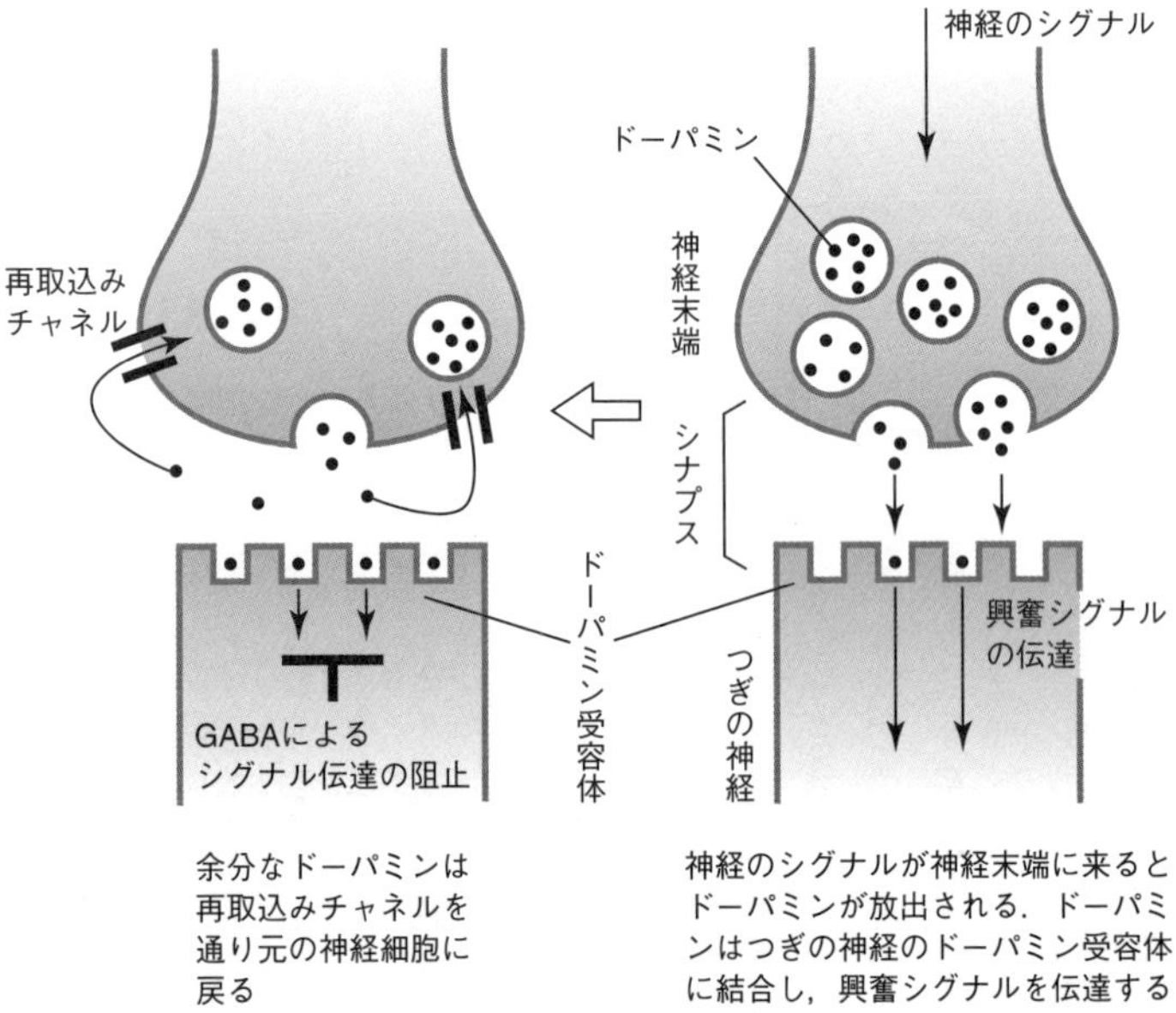
神経のシグナル
ドーパミン
神経末端
再取込み
チャネル
シナプス
興奮シグナル
の伝達
ドーパミン受容体
つぎの神経
GABAによる
シグナル伝達の阻止
余分なドーパミンは
再取込みチャネルを
通り元の神経細胞に
戻る
神経のシグナルが神経末端に来ると
ドーパミンが放出される．ドーパミ
ンはつぎの神経のドーパミン受容体
に結合し，興奮シグナルを伝達する

図 13　神経伝達のしくみ

伝える神経を報酬経路（reward pathway）といい、そこからドーパミンという神経伝達物質がシナプスを通過してつぎの神経に届くと興奮シグナルが伝達される（図13）。

われわれの大脳の中にはドーパミンの量をコントロールする機作があり、抑制性神経伝達物質であるγ-アミノ酪酸（GABA）を出す。GABAはドーパミンを受け取ったつぎの細胞の過剰な興奮を抑制する。

コカインは再取込み（reuptake）チャネルで余分のドーパミンが神経細胞に戻るのを阻止する（図14）。その結果、ドーパミンがシナプス中を余分に漂うことになり、人は快感を長く保つのである。

一方、ヘロイン、モルヒネ、アヘン

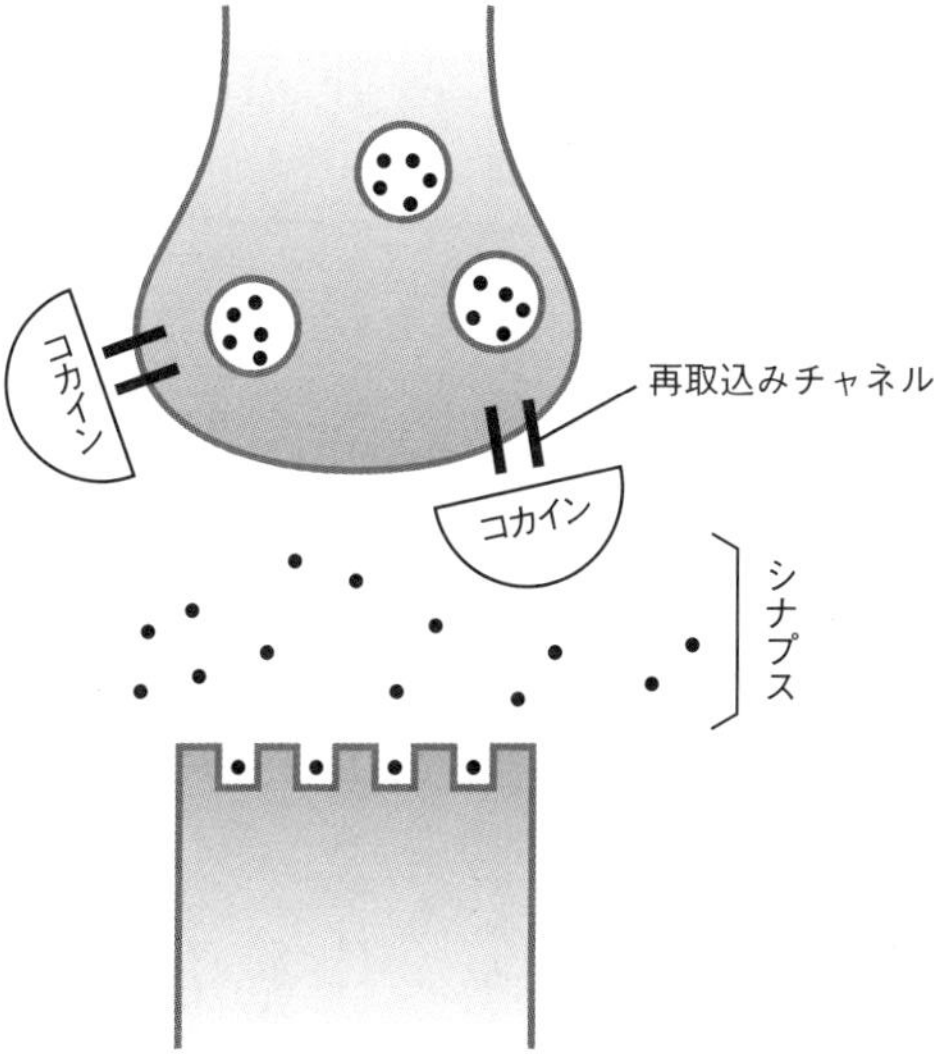

図 14　コカインがドーパミンの再取込みを阻止するしくみ

で気持ちがよくなるのは、ドーパミンの量をコントロールするＧＡＢＡを出す作用を失わせるためである。結果としてドーパミンがシナプスに多数残り、コカインと同じように快感を覚えるのである。

検出法の一長一短

服用された覚醒剤やコカインおよびそのほかの麻薬は、だいたい尿、血液、唾液、汗、毛髪から検出できる。そのなかでも尿と血液から麻薬の代謝物や麻薬そのものを検出する鑑定は昔から行われている。尿からの検出の場合は、二～三日以内に服用した麻薬であれば、よく検出できる。最近は毛髪からの麻薬、向精神薬や覚醒剤の検出がよく行われるようになった。毛髪からの検出の場合、重金属、たとえば水銀やヒ素などであれば比較的信頼性の高い結果が得られる。それに対して、麻薬や覚醒剤の場合は、常習犯からの検出であれば信用度が高いものの、通常一週間以内に服用したものは毛髪から検出できない。毛髪は一カ月に約一センチメートル伸びるので、毛根のほうから測定すると数カ月間常用している人の毛髪からは検出できる。それでもだいたい一〇～一二カ月以内の服用についてが限度である。

アメリカでは「Hair Drug Test Kit」という薬物検出キットが販売されており、大麻、アンフェタミン、メタンフェタミン、コカイン、アヘン系麻薬や麻酔剤のフェンシクリジン（phencyclidine）が検出できる。あるメーカーのキットの値段は、一回分だと六四・九五ドル、二～五回分は六一・〇五ドル、二四回分は五五・二二ドル程度である。

短期間（約一週間）の服用か、長期間常習的に服用しているかで、検出法によって信頼性が変わる。どの方法も一長一短であるから、ただ一種類のテストに頼らず、二種類以上のテストを行うべきである。

E　世界で問題化するアヘン系の麻薬――モルヒネとヘロイン

世界中でよく使われる麻薬は、アヘン系麻薬（アヘン、モルヒネ、ヘロイン）とコカインである。アヘン系麻薬のモルヒネやヘロインの問題は、日本では小さいが、ヨーロッパ、アメリカ、中国、台湾、タイ、マレーシア、シンガポール、インドネシアでは、麻薬といえばたいていアヘン系の麻

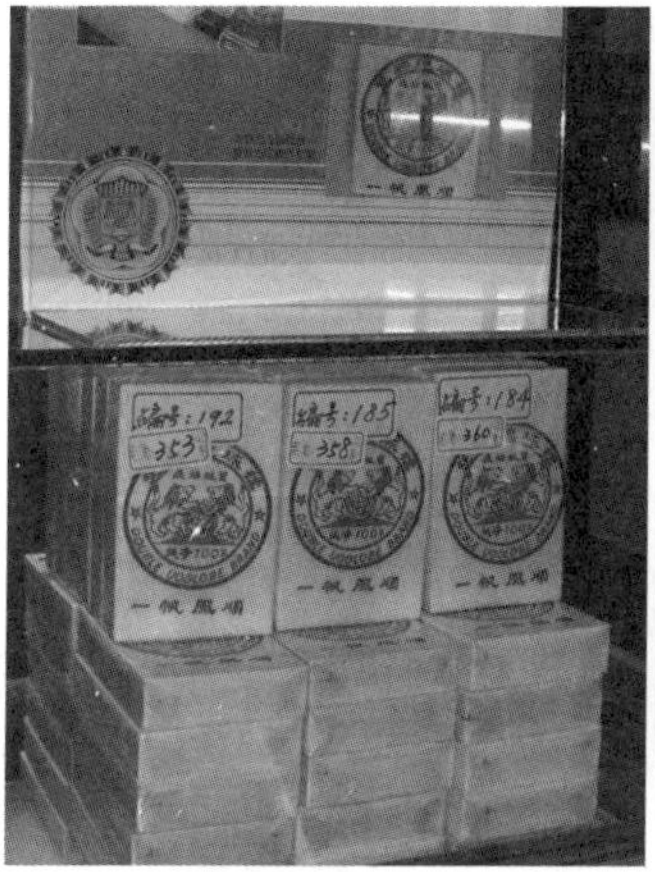

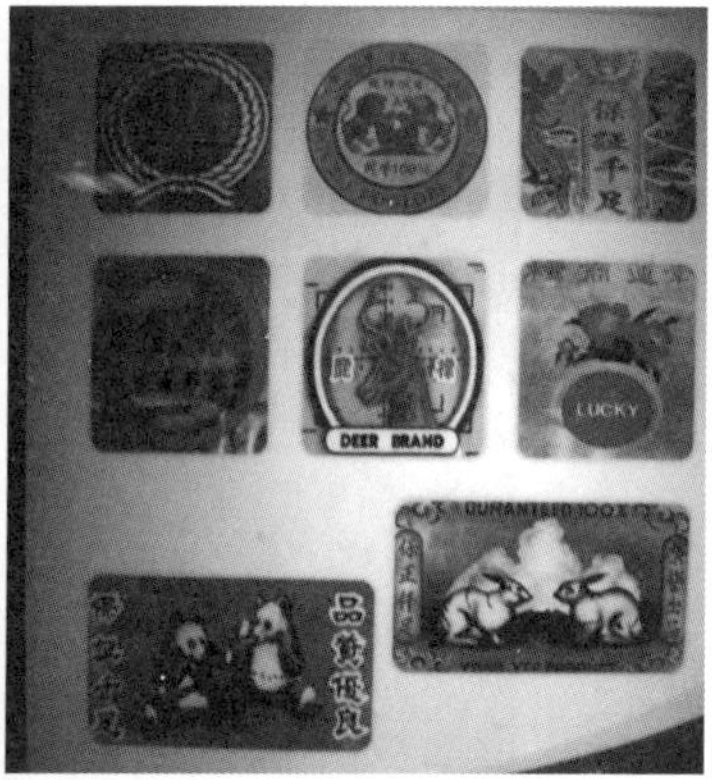

写真 4　台湾で押収されたヘロインの箱（左）と台湾の麻薬を取締まる調査局内の博物室で展示されている押収物のヘロインパッケージの表紙（右） いろいろな種類のヘロインが違ったところでつくられて外国から台湾に不法に入ってくることがわかる.

薬である。

二〇年ほど前までは日本も例外ではなかった。少し古い日本の統計（平成八年版警察白書）をみてみると、ヘロインの押収量は、一九九一年が二万五〇七五グラム、一九九三年が一万四〇八四グラム、一九九五年が七五七七グラムであった。モルヒネは一九九一年が一一〇二グラム、一九九三年が二九グラム、一九九五年は押収なしであった。このように、当時の日本ではヘロインとモルヒネを使用する人は少なくなっていた。ところが原材料であるアヘンの押収量をみると、一九九一年が八〇五八グラム、一九九三年が一万二八三九グラム、一九九五年が三万二八一三グラムと逆に増えている。ヘロインもモルヒネもアヘンからつくられるのに、アヘンだけは日本での押収量が増えていた。なぜだろうか。その

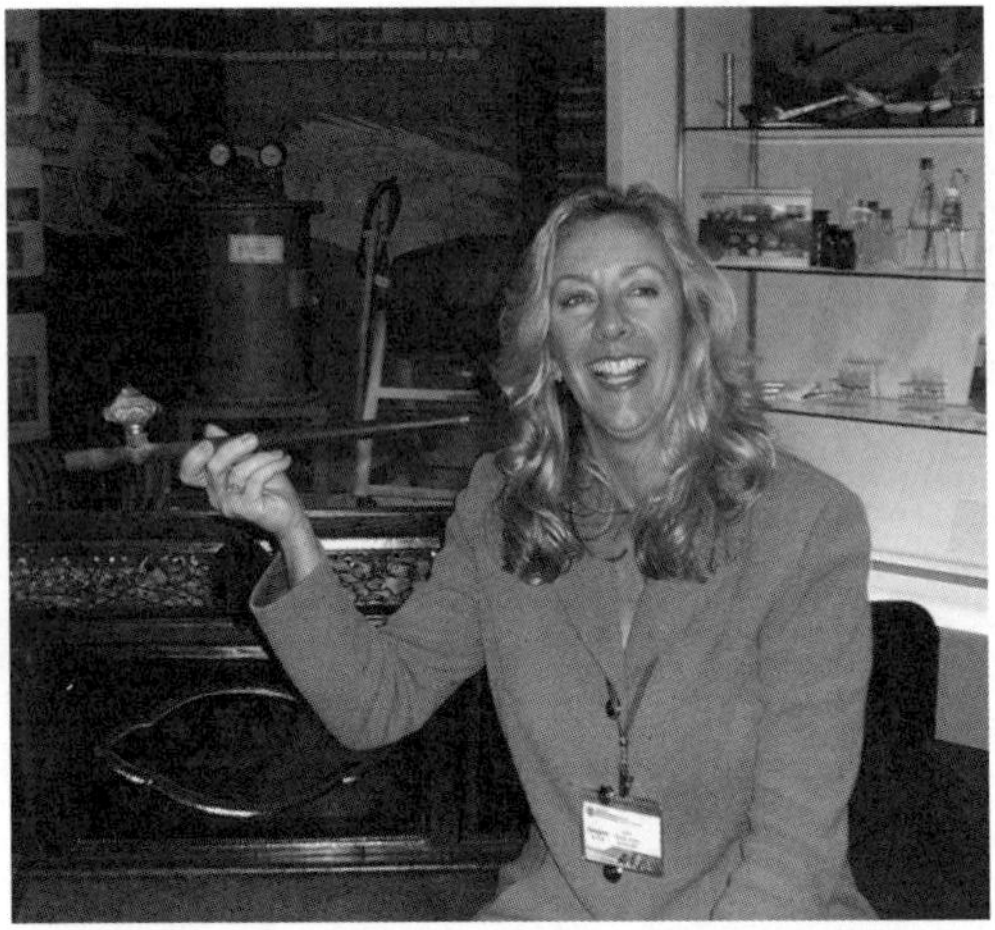

写真５　アメリカの司法局の役人が台湾の調査局内の博物室でアヘンを吸うキセルをもっているところ

原因の一つは、おそらくアジアの他国から日本を経過してアメリカや中南米に密輸出される途中に、日本で押収されたためであろう（写真４）。

一方、原産が南米で、アメリカでよく使われているコカインは、この頃は逆に日本での使用量が増えていた。一九九一年に押収されたコカインの量は二万二四六七グラム、一九九三年には二万五六七一グラム、一九九五年には三万五九八四グラムになっている。日本はアジアの一国ではあるが、アメリカとの関係が深い国である。アメリカ人の風俗習慣が日本人に与える影響によるためであろう。

麻薬はアメリカではレクリエーション・ドラッグ（recreational drug）という。アメリカでは大麻も覚醒剤も幻覚作用を起こす物質も皆レクリエーション・ドラッグのなかに入る。つまりアメリカの感覚だと、これらの乱用薬物はすべて麻薬の一種ということになる。しかし、日本では法律上、麻薬と大麻や覚醒剤は別になっている。近年、日本では大麻や合成麻薬、覚醒剤の摘発数が増加しており、アヘン系麻薬は減っている。しかし世界では相変わらず問題である。

アヘンとは何か

アヘンはケシ（*Papaver somniferum*）の未熟な実からとれた汁を乾燥したもので、黒い色をしている。一七世紀以来、嗜好品として重宝がられ、キセル煙草のようにして吸煙されてきた（写真5）。アヘンを吸うと夢うつつのようないい気持ちになる。しかし何回も使用しているうちにアヘン中毒になり、吸わないと肉体的苦痛に悩まされるようになる。

アヘンのなかのアルカロイド

アヘンのなかには以下のようにいろいろなアルカロイドが含まれている。

（1）フェナントレン類：モルヒネ、コデイン、テバイン
（2）イソキノリン類：パパベリン
（3）ノスカピン（ナルコチン、ネクタドンともよばれる）
（4）ナルセイン

(a) フェナントレン類

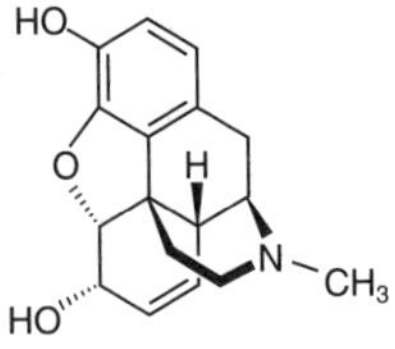

モルヒネ

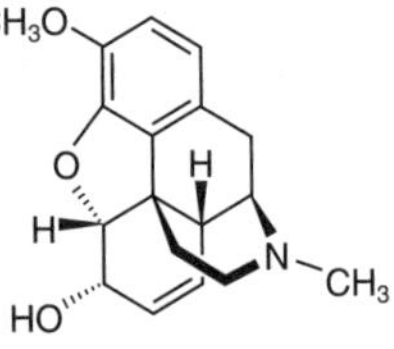

コデイン

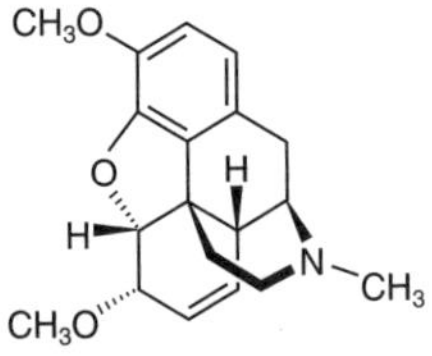

テバイン

(b) イソキノリン類

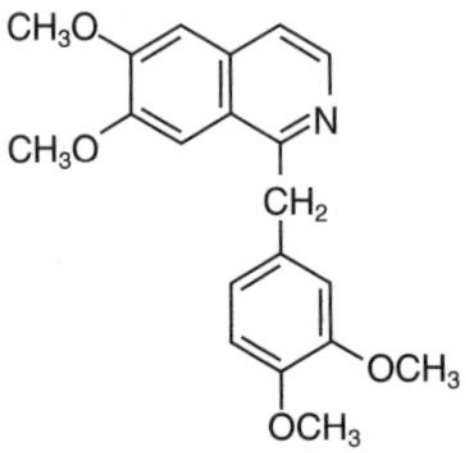

パパベリン

(c) ノスカピン

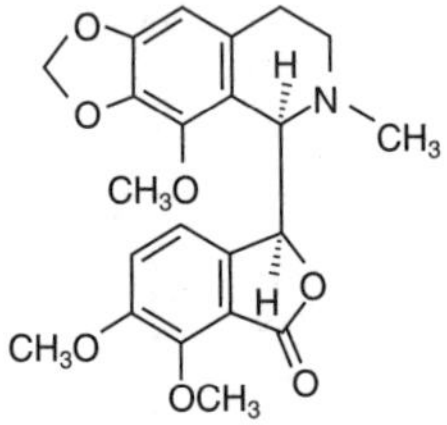

(d) ナルセイン

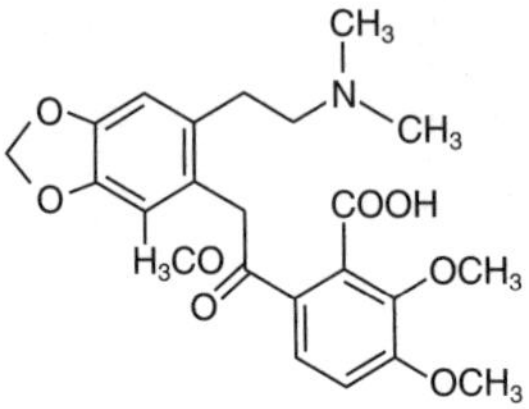

図 15 アヘンに入っている種々のアルカロイド

表2　鎮痛作用の比較（モルヒネを100とした場合）

種　類	鎮痛作用
モルヒネ	100
コデイン	8〜15
ヘロイン	200〜300
エチルモルフィン	10〜20
オキシコドン	100
オキシモルフィン	500〜1000

これらの構造式は図15に示すとおりである。主成分はモルヒネであり、この化合物がアヘンの麻薬作用をひき起こす。

アヘンの成分からつくられた半合成品にもさまざまなものがあるが、「気持ちがいい」と感じる麻薬作用は鎮痛作用ともなり、医療でもよく使われる（表2）。

アヘンに含まれるモルヒネの量は、アヘンの産地によって異なり三〜三〇％である。コデインはモルヒネよりも鎮痛作用が弱いが、同時に麻薬作用も弱いので、病院でよく鎮痛剤として用いられる。以前、私が手術で入院中に痛みがひどくなったとき、看護師がコデインを注射してくれた。打たれるとすぐに気持ちがよくなり、痛みもすっと体から抜け夢うつつになり、そのまま寝てしまった。私はそのとき、アヘン、モルヒネ、ヘロインも同じように気持ちがいいのだろうと思い、なぜ多くの人々が麻薬を使いたがるのか、その気持ちがわかるような気がした。しかし、あまりコデインを使ってアヘン中毒症になったらいけないと思い、痛くてもなるべく使わないようにして、どうしても痛みを我慢できないときだけ看護師にコデインを注射してもらった。医師はコデインがすぐ手に入る環境にいるので、医者が自分で使って麻薬中毒になることがよくある。

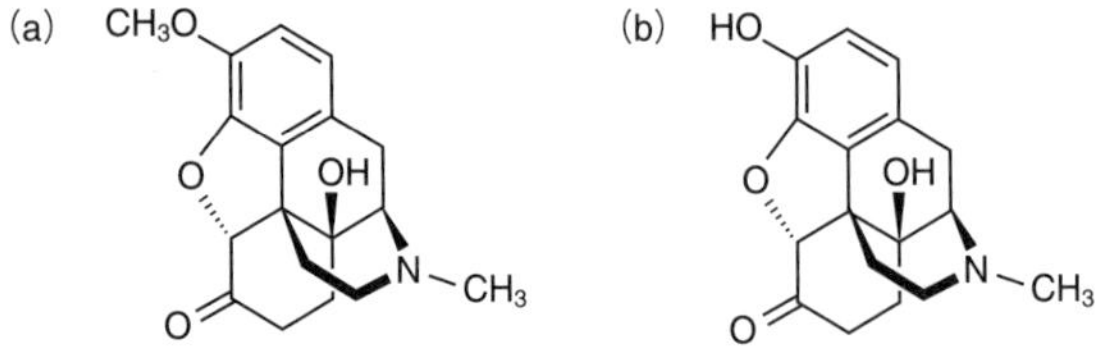

オキシコドン　　　オキシモルフォン

図 16　オキシコドンとオキシモルフォンの構造　(a) 半合成品であるオキシコドンはテバインよりつくられ，経口鎮痛剤として使われる．(b) 半合成品であるオキシモルフォンは麻薬作用の小さい鎮痛剤として治療に使われる．やはりテバインより合成される．

アヘンの成分の一つであるテバイン（図15ａ）は、ごく微量に存在している（〇・二〜一％）。鎮痛作用よりはむしろ刺激作用があり、用途はおもにオキシコドン、オキシモルフォン、ナルブフィン、ナロキソン、ナルトレキソン、ブプレノルフィン、エトルフィンの製造に使われる。

オキシコドンは経口鎮痛剤としてモルヒネやヘロインの代わりに使われる（図16ａ）。同じく半合成品でテバインからつくられたオキシモルフォンは鎮痛作用をもつが、モルヒネほど麻薬作用は強くないという特徴がある（図16ｂ）。

現在よく使われるアヘン系麻薬はヘロイン（図17）である。ヘロインはモルヒネをアセチル化してつくられる。ヘロインを注射するとすぐに脳へ入ってしまう。モルヒネには二つのヒドロキシ基（−OH）があるが、ヘロインはアセチル化されているので、二つのアセチル基（$-CH_3CO$）になっている。アセチル基はヒドロキシ基に比べて疎水性なので、神経の基質とすぐに結合する。通常、化合物が大脳に入るためには血液脳関門を通過しなければならない。ヘロインはすぐに血液脳関門を通過して、受容体と結合して麻薬作用が迅速に現れ

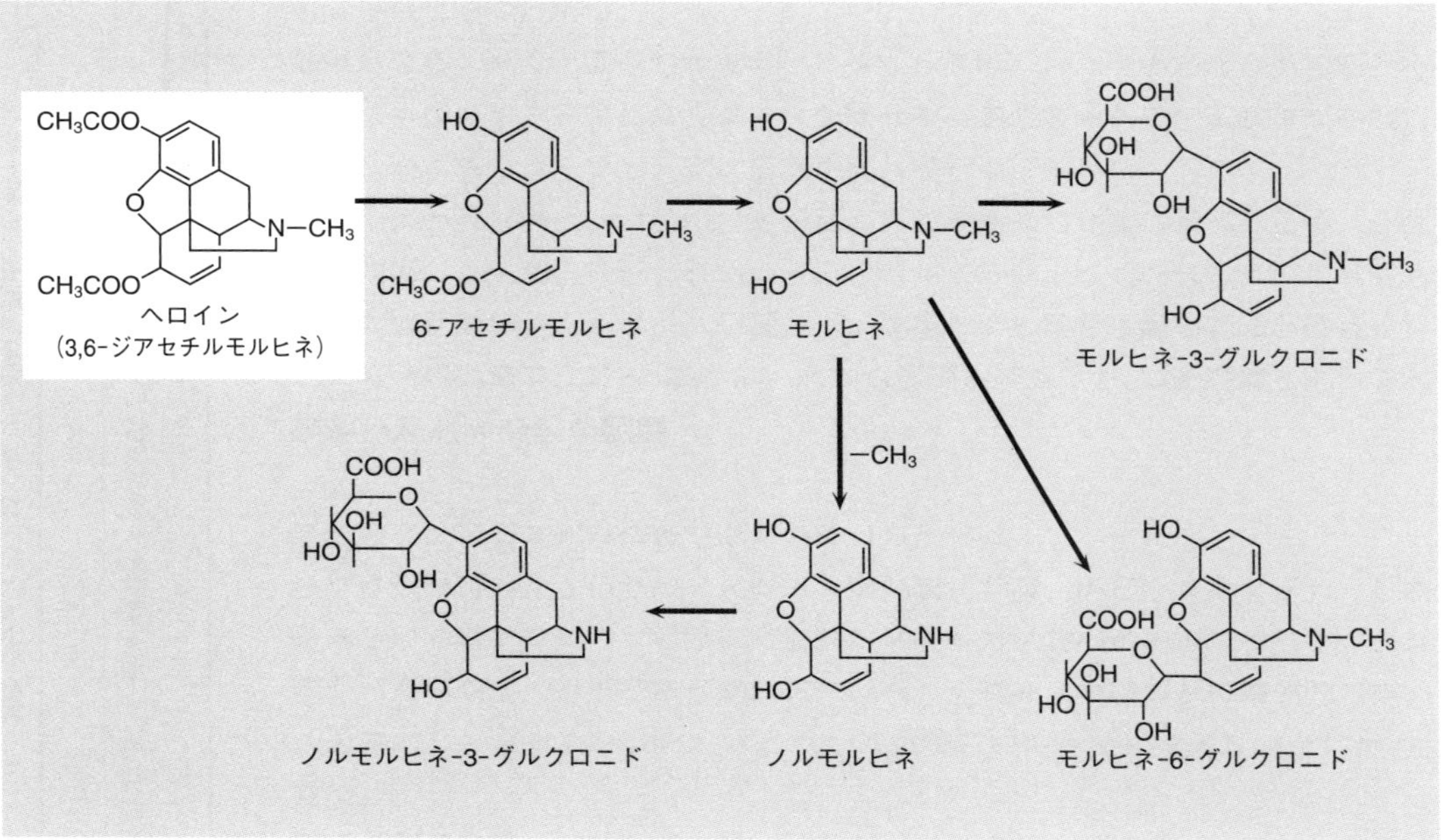

図 17　大脳内でのヘロインの代謝

表 3　中国で没収されたヘロインとアヘンの量

	1996 年	1998 年	2000 年	2002 年
ヘロイン	4.347 トン	7.358 トン	6.281 トン	9.29 トン
アヘン	1.745 トン	1.215 トン	2.428 トン	1.2 トン

る。ヘロインはモルヒネに比べて麻薬作用も鎮痛作用も約二倍ほど高く、その作用がすぐに出る。ヘロインは、大脳に入ったのち、図17のようにして代謝される。

図15cのノスカピンはアヘンのなかに微量に存在するアルカロイドであり、抗がん剤となり、また中風の患者にも効く。ヘロインを検査する鑑定官に都合がよいことは、ヘロインの製造の過程でノスカピンはそのまま残るため、ヘロインのなかに混ざっているノスカピンを定量すれば、そのヘロインがどこの産地のアヘンに由来するものかがわかることである。

世界では大きな社会問題

アヘン系麻薬は、日本ではさほど大きな問題ではないが、日本以外の国では大きな社会問題となっている。中国では、麻薬やそのほかの薬物乱用で逮捕された人数は、一九九三年が七六七七人、一九九六年が一万八八六〇人、一九九九年が三万七六二七人、二〇〇二年が四万二八五四人と急激に増えている。中国で没収されたヘロインとアヘンの量をみてみよう（表3）。

これでみると、中国ではヘロインが最も多く使われるため、没収量も急激に増えている。アヘンはかなり横ばいになっている。アヘンそのものを使用する人は少ないからである。

外国から中国に入ってくるアヘン系の麻薬は、アヘンからモルヒネを精製してヘロインという最後の製品として密輸入されていることがわかる。

モルヒネ＋無水酢酸　⟶　ヘロイン

このように、モルヒネをアセチル化してヘロインをつくることはとても簡単なためである。ヘロイン依存症になると、この薬を摂らなければ精神的・肉体的苦痛（下痢、筋肉の痛みやけいれん、吐き気、頭痛）におそわれる。その苦痛をやわらげるためどうしてもまたヘロインが欲しくなり、泥棒、売春までしても金を手に入れてヘロインを買おうとする。このため一般に麻薬患者の犯罪率は高い。また、注射に使われる注射筒や針も消毒されずに使われることが多いので、それがもとでいろいろな病気を併発する。

中毒患者でない人がモルヒネを使用した場合、六〇ミリグラムぐらいで病状が現れる。人間に対する致死量はだいたい一二〇〜二五〇ミリグラム程度である。妊婦がヘロインやモルヒネを使用することは禁物である。これらの薬は胎児へ移行し、生まれたばかりの乳児にもヘロイン中毒症が起こったりする。

なぜ快感を得られるか

モルヒネ、ヘロインは、まずオピオイド受容体に結合する。オピオイド受容体には以下のようにいくつかの種類があり、存在する場所も違う。

δ（デルタ）受容体：大脳にある。
κ（カッパ）受容体：大脳と脊髄にある。
μ（ミュー）受容体：大脳、脊髄、腸管にある。
ノシセプチン受容体：大脳と脊髄にある。

ヘロインの最初の代謝物6-アセチルモルヒネは、モルヒネと同様すぐにμ受容体と結合するので、すぐに快感が得られるわけである。

デザイナーズ・ドラッグ

有機合成でつくったいろいろな化合物で、構造式はモルヒネやヘロインと異なるが、アヘンと同じような麻薬作用をもつものがある。これをデザイナーズ・ドラッグという。作用の点からいうと合成品はむしろモルヒネよりも強烈なものが多い。モルヒネのような作用を起こす合成品にはフェンタニルに似たものが多い（図18）。フェンタニルはベルギーの製薬会社の製品だが、アングラ化学者はフェンタニル類似体をつくる。そのほかペプチジン誘導体もよくつくられ、やはりモルヒネのような鎮痛作用をもつ。これらの合成品をつくることを阻止するため、アメリカの州によっては、合成に必要な薬品の購入には特別な手続を課している。たとえば、フェンタニルを合成するには、アクリル酸メチル、ベンジルアミン、無水プロピオン酸、アニリン、p-フルオロアニリン、テトラヒドロホウ酸ナトリウム、p-トルエンスルホン酸などの薬品が必要である。これらの薬品を

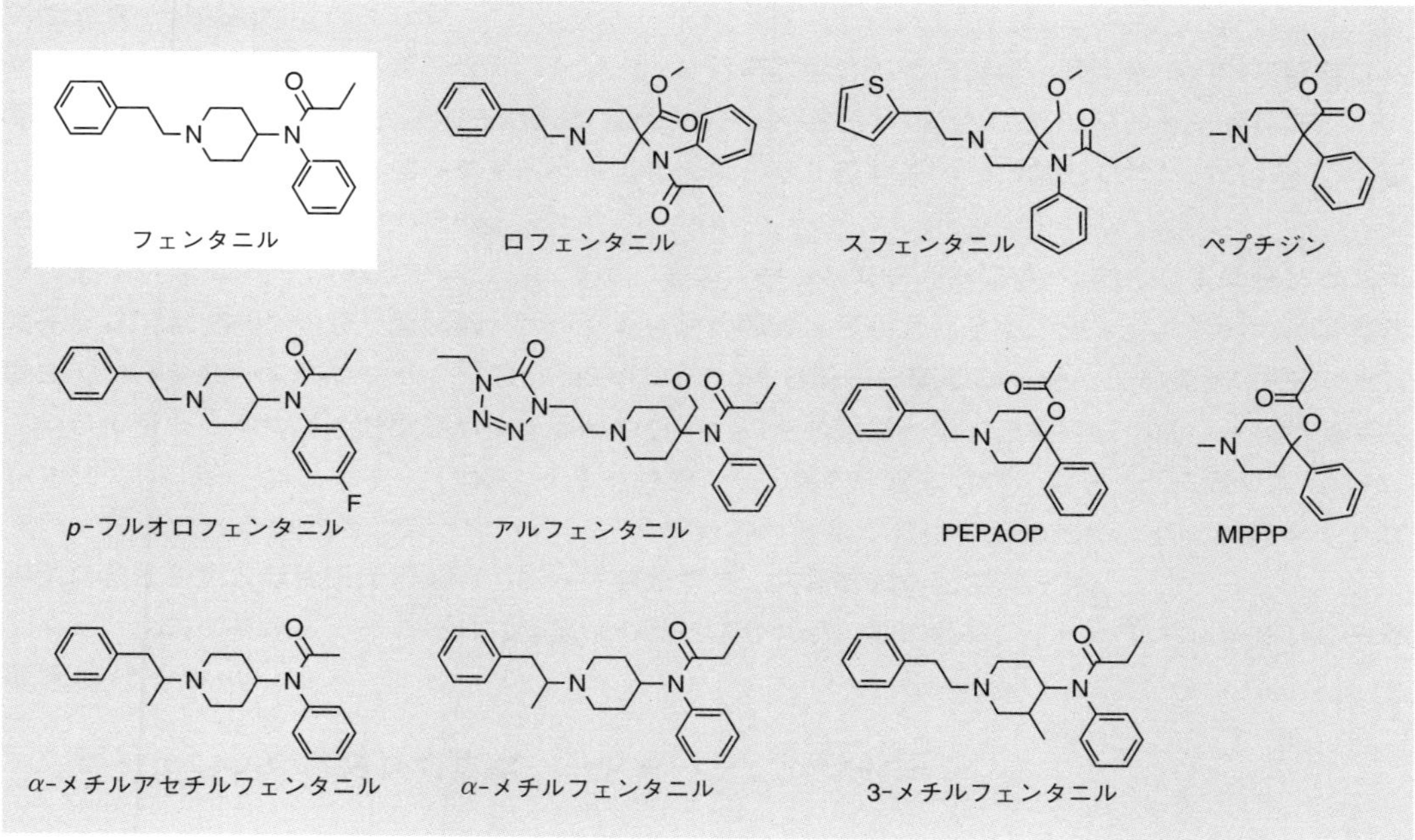

図 18　麻薬作用をもつ合成品（デザイナーズ・ドラッグ）の構造

購入した人の名前は、購入先から州当局に通知される。

F　ドラッグに化けた物質――ケタミン、シンナー

麻酔薬のケタミン

ケタミンは合成品で、もともとは麻酔薬として使われた。特に動物、たとえばイヌやネコの去勢または他の手術に静脈用麻酔薬としてよく使われた。化学構造を図19に示す。

ヒトに対しては神経痛の薬としてクリームなどにして使われることもある。たとえばケトプロフェン（一〇％）、リドカイン（五％）とケタミン（一〇％）を混合したクリームが市販されている。ところがそのうちに人が嗅いだり、吸煙したり、口から服用すると幻覚作用を起こすので臨死体験用として悪用されたりした。二〇〇七年一月に日本の厚生労働省はケタミンを麻薬に指定した。日本では三共(株)などが、麻酔薬としてケタミンを製造・販売している。ドラッグ用としては外国から密輸され、粉末や錠剤の形となっている。場合によっては単品ではなく、他の合成麻薬ＭＤＭＡと混合物になっている場合もある。

麻薬として非合法になる前は日本でも一部の若者の間で娯楽用として使用されていた。二〇〇四年頃、六本木でケタミンを大量使用して外国人が何人か死亡した例がある。シンガポールでは一一三グラムのケタミン所持で死刑になる。マレーシアでは営利のために製造・販売すると量に関係なく死刑となる（後述）。

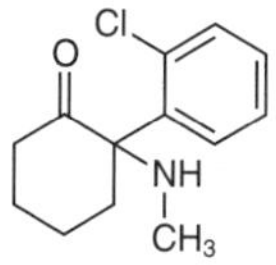

図 19　ケタミン

このように「暗い部分」もあるが、ケタミンは抗うつ薬としてよく効くことが最近発表された（*C&EN*, 88(34), 8(2010)）。うつ病は脳の前頭前野にある神経細胞同士のシナプスの接続の減少によるためと考えられている。ケタミンはシナプスの接続を増加するため「抗うつ病」の薬となる。このようにケタミンは必ずしも悪影響だけでなく「明暗」の相反した作用を人体にもたらす。

溶媒のシンナー

塗料・接着剤、ラッカー、ペイントなどを薄めるため有機溶媒を使う。シンナー（thinner）とよばれるこれらの有機溶媒は揮発性の物質で人が吸うと瞬時に快感を覚えるため、人によっては娯楽用に使う。短時間の吸収では中枢神経を麻酔し、それによって一時的な陶酔感、多幸感が得られる。

シンナーは多種であり、単一の物質ではないが、よく使われるものとして、トルエン、酢酸エステル、エチルアルコール、アミル酢酸エステル、メタノール、ブタノール、アセトン、メチルエチルケトンなどがあげられる。トルエンでは五五ｐｐｍの濃度で急性中毒を起こし、悪心、頭痛、嘔吐、運動機能異常、意識消失、知覚異常となり、ひどい場合は呼吸困難を起こし死に至る。

毒物が大脳に作用するためには、まず「血液脳関門」を通過しなければならない。有機溶媒は脂溶性であり、大脳も脂溶性であるから、シンナーは血液脳関門をすぐに突破して大脳に進入する。

麻薬同様にシンナーは危険な物質であるが、日本での取締りは「毒物及び劇物取締法」により麻薬とは別にされている。

シンナーは遊びで使う人にも有害であるが、シンナーを使用したペンキ、塗料などを使う仕事に従事している人たちにとっても有害である。それらの労働者の健康を保持するため、昭和四七年に労働省は「有機溶媒中毒予防規則」という基準を定めた。これにより現在では作業環境での換気装置や空気中の濃度の測定、健康診断などを義務づけている。

G　知っておきたい処罰――突然、死刑になる可能性も

日本、アメリカ、ヨーロッパでも麻薬、覚醒剤、ドラッグの使用・販売が法律で禁止されている国は多いが、死刑にならず大方は監獄入りで終わることが多い。それに反してアジアの各国では処罰が厳しく、ある一定量以上を所持していれば死刑になることが多い。死刑にならなくてもごく少量所持していただけで何十年も牢獄に閉じこめられることも多い。日本人もアメリカ人も特に若い人たちは、そういうことを知らずに違法薬物を所持したり使用したりして重罪になり、場合によっては犯罪とは無関係のはずでも、命を失うことさえある。

本章では、アジア各国の取締り、特に死刑になる最低量について述べることにする。まずアヘン系の麻薬（アヘン、モルヒネ、ヘロイン）についてみてみよう。

各国の麻薬に対する処罰――中国より厳しい国もある

日本もアメリカも麻薬に対しての処罰は軽いが、ほかの国に目を向けると、処罰の厳重な国も多い。表4ではアヘンとヘロイン、表5にはその他の毒物の、死刑になる最低量を示す。表からわか

表4　死刑になるアヘン・ヘロインの最低量

国　名	アヘン	ヘロイン	
	運　搬	運　搬	所　持
中　国	5 kg	50 g	50 g
シンガポール	800 g	–	15 g
マレーシア	1 kg	–	15 g
インド	–	1 kg	10 kg
パキスタン	–	100 g	200 g
バングラディシュ	–	25 g	2 kg
スリランカ	–	2 g	500 g
ベトナム	–	–	100 g
ラオス	–	–	500 g

表5　死刑になるその他の毒物の最低所持量

国　名	大　麻	覚醒剤	コカイン	ケタミン
中　国	50 g	50 g	50 g	
シンガポール	500 g	250 g	3 g	113 g
マレーシア	200 g	50 g	15 g	営利目的なら量に関係なし
フィリピン	500 g	9 g	9 g	

るように、国によって処罰の基準がまちまちであるが、一般に、商売のために運ぶ場合は、自分で使う場合より処罰が厳重である。たとえば、ヘロインを例にとると、インドでは所持分が一〇キログラムで死刑になるが、運搬した人（いわゆる運び屋）はその一〇分の一量の一キログラムで死刑になる。

日本では、中国の処罰は不合理でひどいと思っている人が多いが、この表からわかるように、もっと処罰が厳しい国も多い。中国ではヘロイン所持は五〇グラムで死刑であるが、シンガポールでは一五グラムで死刑になる。死刑になる最低量は純粋化合物を基準としているので、どこの国でも純度を厳密に同定する。シンガポールでは一五グラムで死刑だが、純度が三分の一なら四五グラムの所持で死刑になる。シンガポールは小さい国だが、麻薬の運び屋がシンガポールを経由してほかの国に行くときに捕まることが多いため、死刑の数も多い。

タイでは覚醒剤の製造や密輸をした者は死刑で、譲渡や所持は死刑または無期懲役になる。中国や韓国では営利目的の場合は死刑である。イギリス、フランスでは最高が無期懲役で死刑にはしない。アメリカは各州によって法律が違うが、最高終身刑という州もある。

世界中で、麻薬や薬物所持で死刑になる国は全部で五八カ国ある。営利が目的での製造・販売は量の多少にかかわらず死刑にする国が多い。以前、私がタイから国境をこえてマレーシアに入国したとたん、目についたのは大きい看板である。そこには絞首刑のロープの絵が大きく描かれて、そばに「マレーシアでは麻薬や違法薬物のもち込みは死刑です」と警告が書いてあった（写真6）。それを見ると寒気立つ。

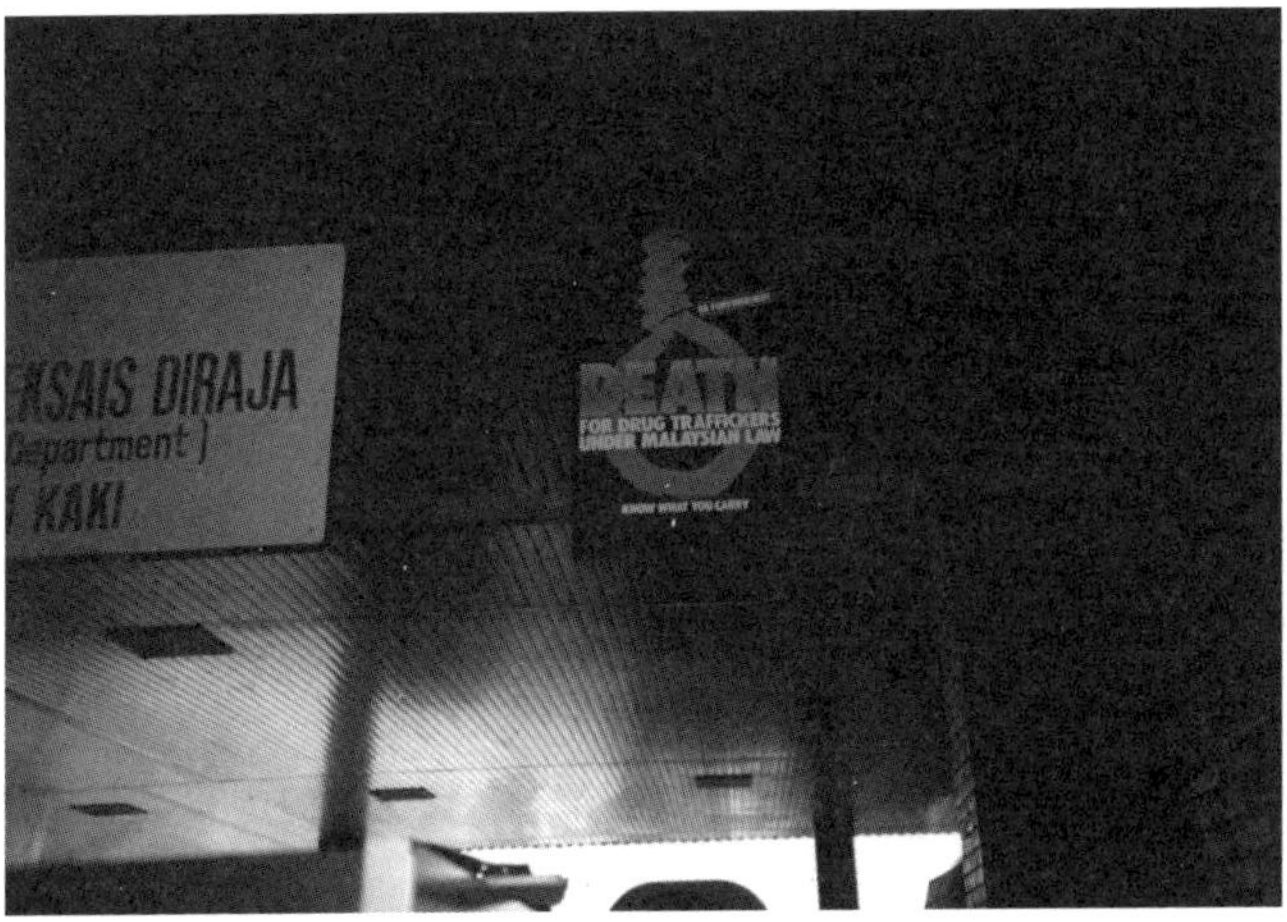

写真６　タイとマレーシアの国境にある看板．麻薬のもち込みは死刑になると警告している

死刑は量と純度によって決まる

一九九七年に私はシンガポールの法医研究所のチョウ所長の招きで講演をした。その際に、研究所内を案内してもらった。所長の話によると、麻薬の検査は定性分析のみならず厳密に定量分析するとのことである。その理由は、定量分析で出た数値によって麻薬所持者や犯人が絞首刑になるかが決まり、その人の生命に関わるからとのことであった。麻薬は純度がまちまちなので、そのパーセント純度と所持量に応じて死刑になる量かどうかは変わる。一度、純度が同定され、それが死刑に値する数値ならば、国の法律によって必ず死刑になる。国籍、人種にかかわらず必ず執行されるのである。

国連の調査では、一九九一年〜二〇〇四年の間にシンガポールでは、麻薬関係で四〇〇人が死刑になっている。一九九四年は死刑の数が一番多く七六人で、そのうち麻薬関係は五四人であった。一九九八年〜二〇〇〇年の間にシンガポールでは九二人が絞首刑になっており、そのうち麻薬関係は七六人であった。死刑のうち麻薬犯の割合が高いことがわかる。死刑になった人の所持した麻薬の内容はわからないが、おそらくヘロインが一番多いのではないかと思う。死刑にならなかったものの麻薬関係で逮捕された犯人の所持した麻薬の種類については、二〇〇二年の統計があるので、参考までにそれを示す。

ヘロイン五六七人、エクスタシー一一四人、大麻二六〇人、メタンフェミン三六九人、ケタミン四九七人。

このデータからもわかるように、麻薬や違法薬物はシンガポールでも大きな問題となっている。

死刑でなくても罪は重い

表4からわかるように、中国ではアヘン五キログラムの運搬、ヘロイン五〇グラムの運搬・所持で死刑になる。それより少ない量のアヘン二〇〇グラム以上、ヘロイン一〇グラム以上だと七年以上の懲役と罰金が課せられる。アヘン二〇〇グラム以下、ヘロイン一〇グラム以下の場合、懲役三年となる。覚醒剤も死刑にならない量だとだいたいヘロインと同じように罰せられる。

マレーシアでは大麻は二〇〇グラムで死刑になるが、それ以下の量でも無期懲役や重刑が課せられる。

シンガポールでは大麻は五〇〇グラム所持で死刑になるが、それ以下の場合、三三〇グラム以上で三〇年～無期懲役で、三三〇グラム以下だと量によって異なり、無期～二〇～三〇年の懲役で、軽い罰の場合は一五打の鞭打刑となる。モルヒネ、ヘロインは死刑にならなくても五～二〇年の入牢や鞭打刑になる。

麻薬を所持して使用しても不法でない国が一つだけある。ポルトガルは二〇〇一年から麻薬使用者を更生施設に入れて治療し更正させている。

中国はなぜ取締りに躍起になるのか

二〇〇七年九月、ヘロインを隠しもったパキスタン系イギリス人が中国の新疆（しんきょう）の空港で逮捕された。イギリス政府の嘆願があったにもかかわらず、二〇〇九年十二月死刑になった。二〇一〇年四月には、覚醒剤をもって日本へ帰ろうとした日本人四人が死刑になった。中国はどうして麻薬の取締りが厳重なのであろうか。これには二つの大きな原因がある。歴史的原因と地理的原因である。

まず歴史的な原因をみてみよう。清朝の官吏、林則徐（りんそくじょ）（一七八五～一八五〇年）は多くの中国人がアヘン中毒に悩まされているのを憂い、イギリス商人からアヘンを没収して焼き捨てた。当時、イギリスはインドでケシを栽培し、アヘンをアジア、特に中国に売って金もうけをしていた。イギリスは貿易を妨害したという理由で中国を攻めた。これが俗にいうアヘン戦争（一八四〇～一八四二年）である。この戦争で敗れた中国は屈辱的な南京条約を強制され、香港島をイギリスに割譲し、その後、九龍半島もイギリスに租借した(一九九七年に中国へ返還された)。このような歴史的いきさつから、中国は麻薬に敏感なのである。

一九九七年六月、私は中国の福建省福州市にある福建医科大学で講演をした。林則徐は福州人でその町に彼の廟があることをこのときに知った。こんな偉大な人には礼を尽くさないといけないと思い、この廟に行き線香をあげた。

つぎに地理的な原因をみてみよう。中国は、北はロシアとモンゴルに面し、西はカザフスタン、キルギス、タジキスタン、パキスタン、インド、ネパール、南はブータン、ミャンマー、ラオス、ベトナム、東は北朝鮮と国境で面している。世界のアヘンの生産地はアフガニスタンとミャンマーである。アフガニスタンでつくられたヘロインは、カザフスタン、キルギス、タジキスタン、パキスタンから新疆に入ってきて、その量は不法輸入の二〇%になる。残りはミャンマーから雲南省に入ってくる。ミャンマー、ラオス、タイの三国が隣接している地帯はアヘンの産地で有名で、俗に「黄金三角地帯(golden triangle)」とよばれている。このように、中国は近隣の国から麻薬が入ってきやすい地理的環境にある。

知らないと死刑にもなる — 外国旅行での注意

前述のとおり、二〇一〇年に覚醒剤を大量に日本へもち帰ろうとした日本人四人が死刑になった。この人たちは日本で職がなく、おそらく暴力団のボスに頼まれ、中国に行って覚醒剤を日本にもち帰ってくるように頼まれたのであろう。報酬は結構よかったと思うが、覚醒剤所持が発覚して最終的には死刑となっては、報酬も何もあったものではない。日本人の感覚ではただ頼まれてもって帰るだけと思うかもしれないが、どの国でも運び屋は個人で所持するよりも罪が重いのである。

シンガポールは世界でも麻薬の運び屋の死刑が特に多い。タイ、ミャンマー、ラオスの国境に接した「黄金三角地帯」に私も行ったことがあるが、たいへんきれいなところで、静かな田園地帯である。そこで産出したアヘン、モルヒネ、ヘロインはまずタイに運ばれ、そこから世界各地に分配される。その分配の一任を受け継ぐのが運び屋で、バンコクから直接その国に直行すると疑われる可能性が高いため、シンガポールに寄ってから各国に行くというケースが多い。タイの貧乏な若者はよく運び屋になってくれと頼まれることが多い。なかには中身が何か知らないでただ運んでくれと頼まれることもあるそうだ。こういう人たちが中継地であるシンガポールで逮捕され死刑になったりする（写真7）。

二〇〇九年十月三十日、三〇歳代の日本人女性がマレーシアのクアラルンプール空港で、覚醒剤三・五キログラムをドバイからもち込んで逮捕された。マレーシアでは覚醒剤は五〇グラム所持で死刑になる。この女性はその数十倍の量の覚醒剤を所持していたので、二〇一一年十月、死刑が宣告された。この日本人女性は二〇〇九年の九月に二回、十月に三回クアラルンプール空港に寄っている。おそらくこの女性は覚醒剤密売の運び屋であったのであろう。

本人は、荷物は預った物だと言っているが、麻薬所持で見つかった人は皆同じように頼まれ物だと言う。しかしこれは通用せず、運び屋は捕まるとたいてい死刑になる。

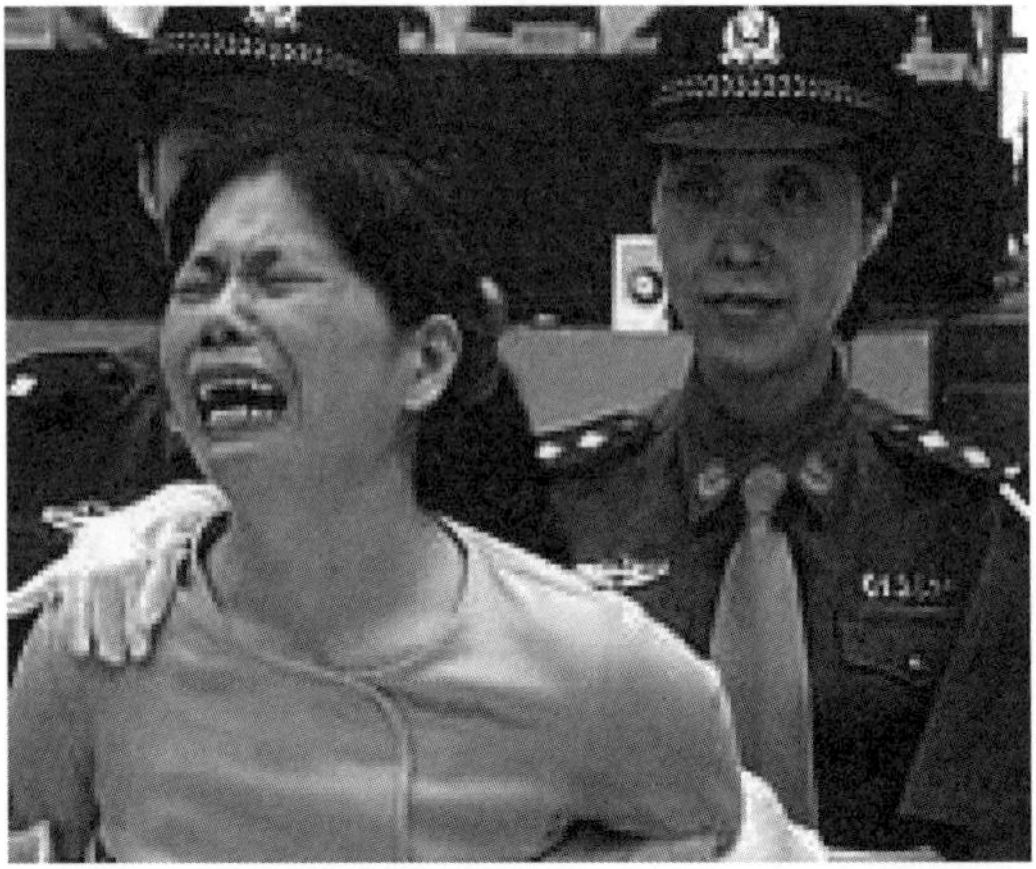

写真 7　麻薬所持で死刑を宣告された女性．判決ののち，他の 3 人と一緒にすぐに死刑になった（国連の International Anti-Drugs Day, 6/23/03 より）

日本人は人がいいから頼られるとすぐにOKというが、知らない人からの預け物は絶対に受け取ってはいけない。場合によっては、たったそれだけで命を失うことがある。

以前、台北の空港で若い台湾人の女性が私に親しげに話しかけてきたことがあった。少し不思議に思っていたら、やがて私が荷物を日本アジア航空にチェックインする頃に、「この荷物を代わりにチェックインしてくれ」という。「自分でしなさい」といったら、「さっきチェックインしたから、もう一回チェックインするのは格好が悪い」という。はっきり「ノー」と断ったら、その女性は別の若い日本人男性に頼み、その男性はその女性の荷物を代わりにチェックインしていた。後でその女性が男性に現金を渡していた。これは非常に危険なことで、もし預かった物が麻薬だったら、その日本人男性は死刑になる可能性がある。私はその一部始終を見たので、すぐに日本アジア航空の係の人に日本語で通知したが、社員はただ私の話を受け流しただけで別に何もしなかった。

このエピソードでもわかるように、平和で秩序正しい国に住んでいる日本人も日本の航空会社も、こういうことについては認識不足である。知らない人から物を預かることを頼まれたら、はっきりノーというのはもちろんだが、自分の荷物には特に注意する必要がある。専門の運び屋は、自分が危ないと感じると、違法薬物を他人の荷物に押し入れるからである。

台湾では麻薬をもっての出入国は禁じられて空港のいたるところに布告が出ており、最高の処罰は死刑になりうると書いて警告している。台湾では麻薬をつくる人もいるが、これは一部である。おもに外国から台湾にもって来て台湾から他の国に移す中継地としての役割が多い。たとえば台湾はよく自転車を諸外国に輸出している。その自転車のフレームの空間に麻薬を入れて外国に輸出しようとして発覚した例があった。

また運び屋はよく体内に麻薬を入れて運搬する。少量なら女性は膣のなかに入れるとか、男性なら密閉した麻薬を飲みこんで運ぶなどの方法が多い。写真8は、台湾を経由して他の国にヘロインを運ぼうとした運び屋が、コンドームに入れて飲みこんだが、そのうちの一個が破れたために即死した事例である。

外国旅行のとき、知らない人から小包を頼まれても絶対に受けてはいけないことはもちろんだが、自分のもち物でないものが傍にあっても絶対に手をつけてはいけない。

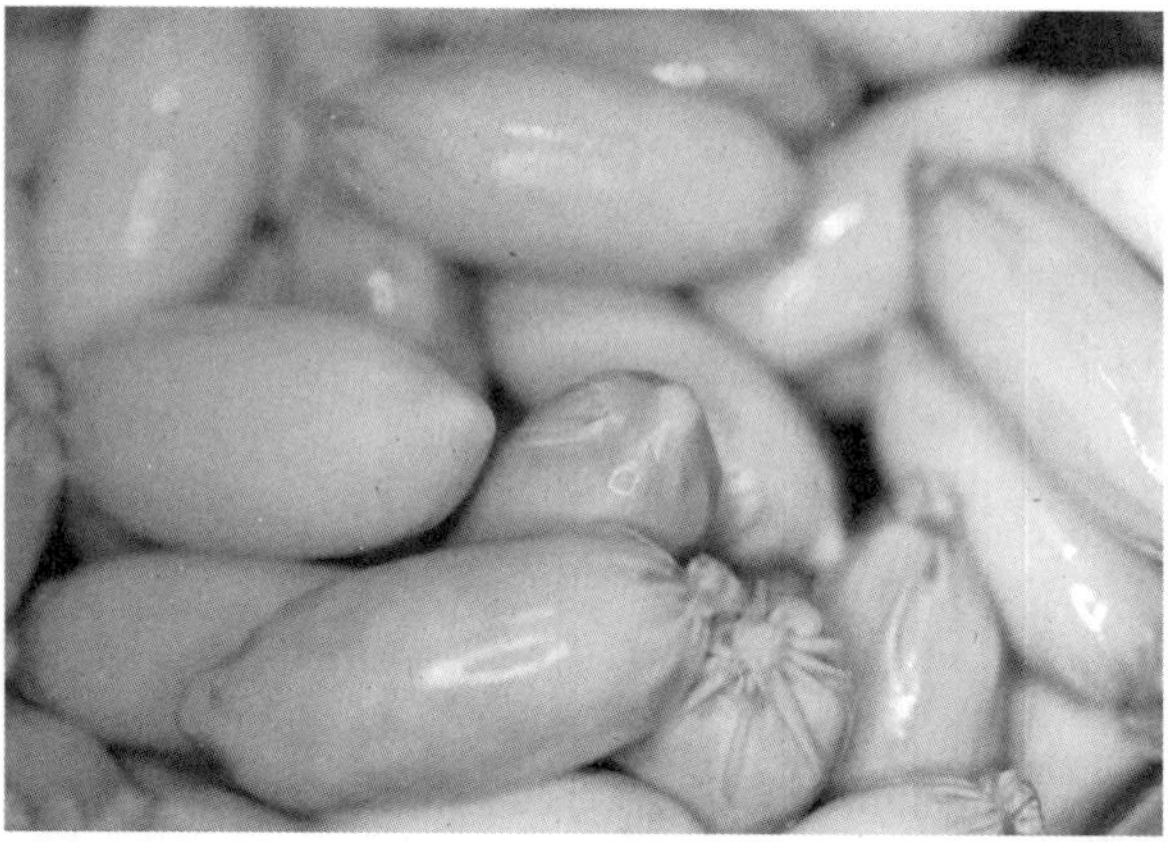

写真 8　体に飲み込んだコンドームで包まれた麻薬　ヘロインを飲んで運搬しようとした運び屋は台湾で死亡した（写真は台湾検察署法医研究所　蕭開平博士提供）

二〇一一年に私の親戚が台湾の旅行団に参加してタイへ観光に行った。とても楽しんだようで所々からメールをくれ、タイはいいところだと書いていた。しかし、旅行後に届いたメールでは、もうタイには絶対に行かないとあった。

タイを出発するとき税関で荷物が重すぎるから中身を検査すると止められた。タイの役人は現金を払ったら通過させるという。そこで親戚は残ったタイのお金二、三百バーツ（約九〇〇円くらい）を渡そうとしたら、それはいらないといってアメリカの紙幣一〇〇ドルを見せ、これくらい出せという。親戚が「出さない」と断ると、別の部屋に荷物をもって行って中身を検査するという。そうさせようと思ったら、ツアーの団長が絶対そうしてはいけない、荷物を渡したらなかに麻薬を入れてお金をうんと要求されたり、牢獄にぶちこまれたりするからという。親戚は仕方なく要求された金を払って台湾に戻ったそうだ。ツアーの団長が実例を話した。ある台湾の商売人が荷物検査のベルトの終点で自分の荷物を受け取った。つぎのバックが一諸に来たが自分のではないので彼はそれを受け取らなかった。タイの税関の役人はこれはお前のだといって彼を止めてなかを開けてみたら、アンフェタミンがたくさん入っており、彼は麻薬密輸入の濡れ衣で罪を受け、一年間牢獄に入れられた。その間、彼はタイの役人から四〇〇万バーツ（約一二〇〇万円）出したら釈放するといわれた。

なぜこのようなことが起こるかというと、台湾とタイの間には国交がないからである。タイの税関の役人はそれを知っているので、麻薬を故意に荷物に入れたりして賄賂を取ろうとするのである。台湾の外交部もこういうことを知っているので、台湾の旅行者が牢獄に入れられたりするとタイ政府に抗議するが、国交がないので相手にされない。二〇一一年五月時点で台湾人六七人がタイで監禁されており、そのうち四七人は麻薬関係である。その一部はほんとうに運び屋だったかもしれないが、一部は無実の罪をかぶせて賄賂を取る資本にされているのであろうとのことである。

日本人はこういう目にはあわないと思う。きちんとした政府が背後にいるからタイの役人はそういうことはしないだろう。台湾は多くの国と国交がないので台湾人が旅行すると、こういう不幸な目にあうこともある。

とにかく発展途上国を旅行するときには、麻薬で無実の罪を着せられぬよう特に注意することである。自分の荷物は肌身離さずもち、麻薬などを自分の荷物に入れられないよう気をつけることも大事である。

第二章　ニュースになった毒

A　毒カレー事件の謎――ヒ素

一九九八年七月、和歌山市の夏祭りに出されたカレーにヒ素が入れられ、知らずに食べた四人が死亡、六三人が急性ヒ素中毒になった。二〇〇九年四月二十一日に事件の最高裁判決が下ったこの事件について振り返る。

ヒ素による殺人は歴史をみれば別に珍しいことではなく、たとえばローマ帝国時代にもよく使われた。それは、当時ヒ素はおしろいなどに使われ、たやすく手に入れることができたからである。昔はヒ素の検出がむずかしく、少量のヒ素を何回にも分けて食物のなかに入れると、症状はふつうの病気に似て徐々に体力を失い、やがては死に至るので、理想的な毒殺剤としてよく使われた。

ヒ素とは何か

和歌山の毒カレー事件に関しては、新聞報道でも判決文でも「ヒ素」または「亜ヒ酸」による毒殺と書かれているが、われわれが使う〝話し言葉〟はかなりあいまいなところが多く、科学的に必ずしも正確でないので、ここで少し説明する。

「ヒ素」は元素Asの名前で、実際には「ヒ素（As）」を毒殺に使うことはない。では「亜ヒ酸による殺人」という表現はどうか。「ヒ素」というよりは、かなり科学的であるが、これでも正確には正しいとはいえない。実際に毒として使われるのは三酸化二ヒ素（As_2O_3）である。亜ヒ酸は H_3AsO_3

である。二モルのH_3AsO_3から三モルの水を引くとAs_2O_3になる。

$$2H_3AsO_3 - 3H_2O \longrightarrow As_2O_3$$

和歌山の「ヒ素」毒カレー事件は、実は「ヒ素」でもなく「亜ヒ酸」でもなく、正確にいうと「亜ヒ酸の無水化物」である（この文章中でも通常の使い方を用い、「ヒ素」または「亜ヒ酸」と書くが、これはAs_2O_3をさすと理解して読み進んでいただきたい）。ヒ素の化合物には五価のAs^{V}と三価のAs^{III}があり、有毒なのは三価の化合物である。

通常、ヒ素による毒殺では、食べ物などに少しずつヒ素を入れて相手を徐々に衰弱させ、ふつうの病気で死んだと思わせるようにする。大量に入れて急死させるという方法はあまり使われない。和歌山の毒カレー事件では、大量のヒ素を入れているのでヒ素の急性中毒による死亡であり、従来のヒ素の毒殺法とは違う。

ヒ素の急性中毒では死亡率が高く、二日以内に五〇～七〇％の人が死亡する。As_2O_3による致死量は二〇〇～三〇〇ミリグラムである。

ちなみに、死体から毒を検出し、それをもとに初めて判決が下されたのは一八四〇年である。パリ大学の毒物学者のオルフイラが、死者の臓器からヒ素を検出し、被告に死刑判決が下された。当時、毒が臓器に残るという概念は全くなかったので、オルフイラの貢献は実に偉大なものであった。

しかし、今では分析の方法が進歩し、ヒ素の分析は簡単になった。特にヒ素のような重金属は体内から排出されずに残るので、死体からすぐに検出できる。つまりヒ素による毒殺はいつまでも証拠が残るため、いまや完全犯罪に使われる毒物ではなくなったともいえる。

ここではヒ素の毒性つまり悪いことばかり述べてきたが、ヒ素は天然物としても存在している。海草はヒ素を多く含んでいる。日本人の好物であるヒジキはヒ素の含量が高いことで知られている。しかしヒジキを食べて日本人が中毒死したとは聞かない。つまり、海草中のヒ素は含量が高いといっても、少しくらい食べたところで人間にとって有害になるような濃度ではないということである。

微生物のなかにはヒ酸を還元することによってエネルギーを得て生存しているものもある。つまり、この微生物はヒ酸を食べて生きているのである。

二〇一〇年、アメリカ航空宇宙局（ＮＡＳＡ）は、リンの代わりにヒ素を利用しているとみられる微生物、GFAJ-1 株を発見した。地上の動植物は皆ＤＮＡ鎖にリン酸を使い、エネルギー源にはアデノシン5′-三リン酸（ＡＴＰ）を利用しているが、この新しく発見されたヒ素生物は全く新しい生物系かもしれない。

毒カレーによる中毒

毒カレー事件発生後、和歌山県警はシアン中毒であると発表したが、これは誤りで、二～三日後、カレーの分析に加え、被害者の尿から大量のヒ素が検出されたことから、ヒ素による毒殺事件に間違いないことが判明した。

毒カレーは鍋のなかで五〇～六〇℃の状態で五時間放置されたと推察される。全体で二〇〇グラムの As_2O_3 がカレーのなかに入れられたと逆算された。毒入りカレーを数杯食べたため、多くの人

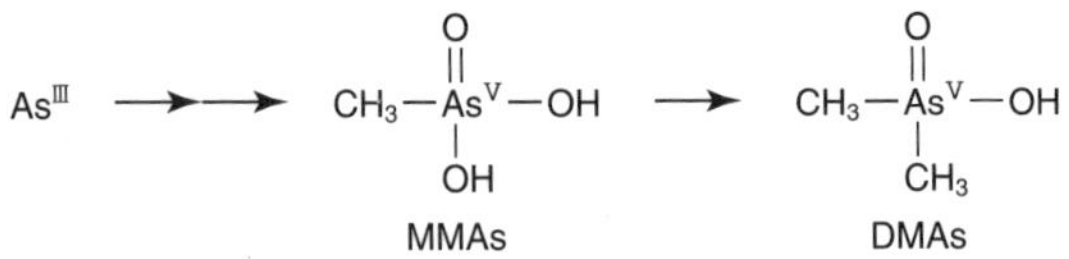

図 20　無機ヒ素は一部はメチル化される

たちは急性ヒ素中毒の症状が一〇分で起き、嘔気や嘔吐が約一〇分後に起きた。おそらく一人について平均値二〇〜一二〇ミリグラムのヒ素を食べた計算である。

As_2O_3は水中でわずかではあるが亜ヒ酸となり、それを食べると肺、肝臓、腎臓、脾臓、皮膚に蓄積され、肝臓ではメチル化されてモノメチル化ヒ素（MMAs）とジメチル化ヒ素（DMAs）になる（図20）。

毒カレー中のヒ素は体内で代謝され、尿として排出される。六三人の被害者の尿から多くのヒ素が山内博教授によって検出された（図21）。図21からわかるように、大部分のヒ素は無機物の形態で二四時間中に尿として排出されていることがわかる。ほんの一部であるが、As^{III}はAs^{V}に変化してモノメチル化され、五〜九日間で大部分が体外に排出されている。ジメチル化されたヒ素化合物は生成するのに少し時間がかかり、五日で排出量はピークに達し、約二週間後に大部分は排出されていることがわかる。

毒カレーを食べた人の頭髪一グラム中にも約〇・〇八〜〇・〇四マイクログラムのAsが検出されている。

放射光が初めて鑑定に使われた

事件後、ヒ素入りの毒カレーを保存中に小さい結晶が出てきた。通常、結晶

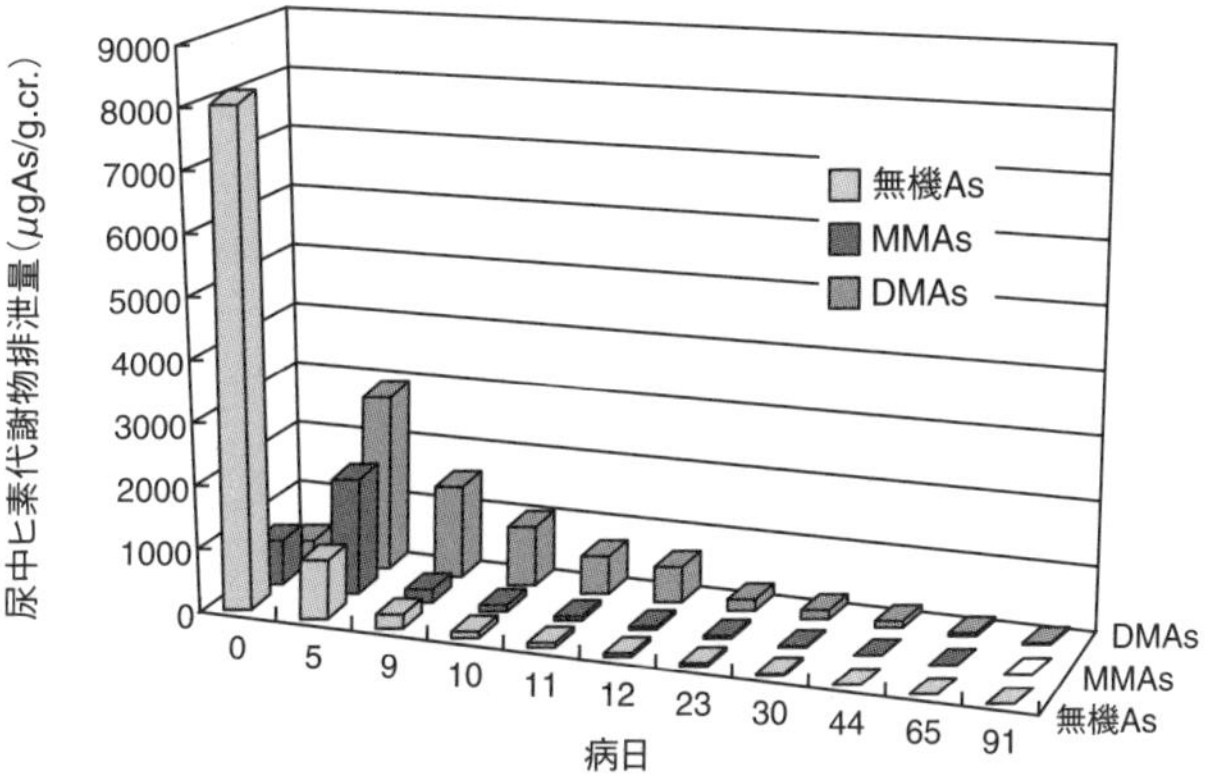

図 21　毒カレー事件被害者 63 人の尿中ヒ素の化学形態推移（山内 博 博士の調査）

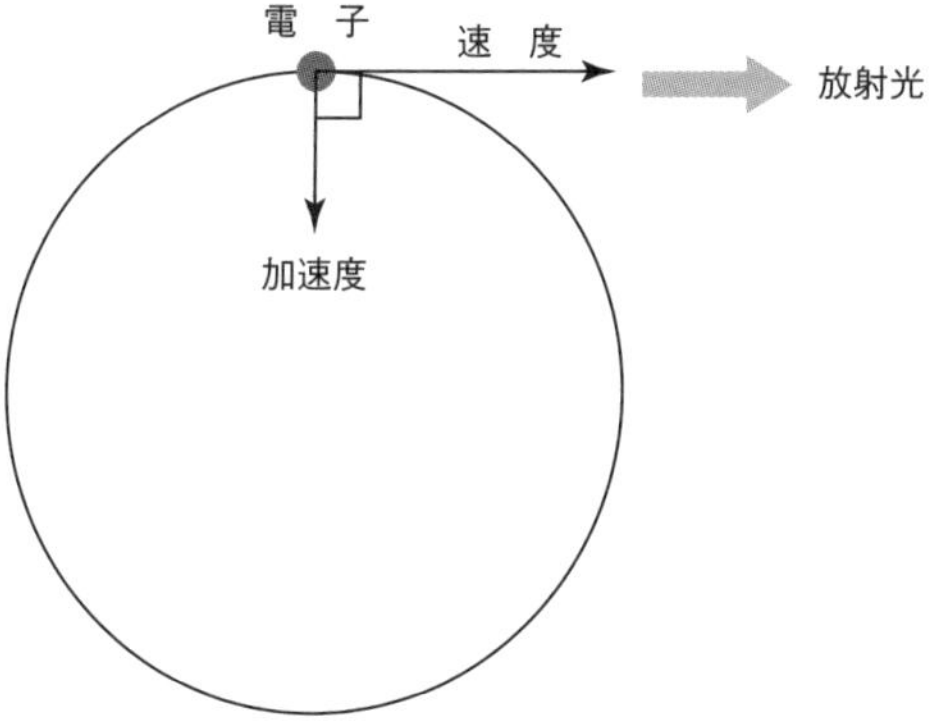

図 22　放射光発生の原理　光速に近い速度で直進する電子が，磁石などによって進行方向を変えられたときに発生する電磁波を放射光という．電子のエネルギーが高いほど指向性の高い明るい光となり，電子のエネルギーが高く，進む方向の変化が大きいほど，短波長の光を含む（SPring-8 の HP より）

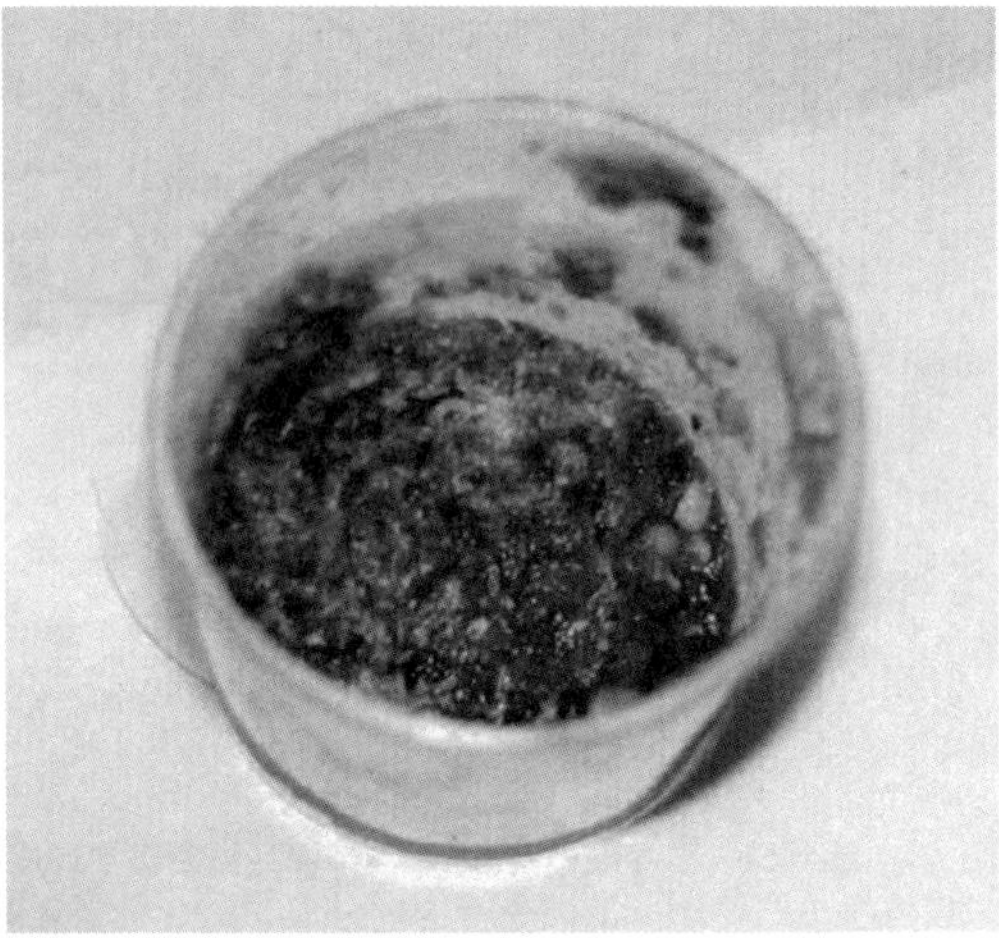

写真 9　亜ヒ酸の混入したカレーの試料
（写真提供：山内 博 博士）

になるとその物は比較的純粋であることが多いので分析に使いやすい。しかし量が少ないので化学分析するとすぐになくなってしまう。そこで捜査当局は非破壊的な方法として放射光（synchrotron radiation）というものを使った（図22、写真9）。放射光というのは、電子を図22のように加速すると、円軌道の接線方向に発生する電磁波のことである。

この光を使う理由は、蛍光X線分析で放射光を励起光として用いると元素に固有のエネルギーの蛍光X線が発生し、それを分析すればいろいろな金属が正確に検定できるからである。この放射光を発生できる大型施設の一つは兵庫県の播磨科学公園都市にあり、SPring-8（Super Photon ring-8）とよばれている（写真10）。

毒カレー事件では、以下のようにいろいろなサンプルがSPring-8で調べられた。

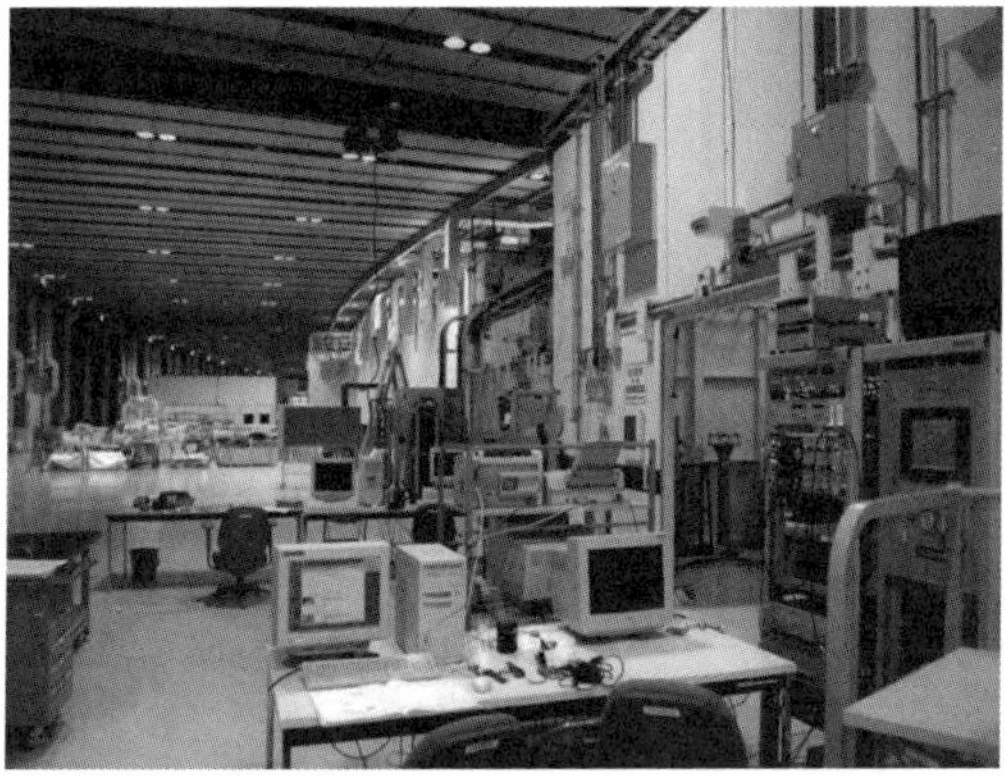

写真 10　SPring-8の蛍光X線分析室
（写真提供：山内 博 博士）

①カレーのなかから出てきた結晶
②現場のゴミ袋に捨てられた紙コップに付着していた亜ヒ酸
③被疑者宅の白アリ駆除用の亜ヒ酸
④被疑者宅の台所流し台下の収納庫に置かれていた容器の亜ヒ酸

これらのサンプルを使い、そのなかに含まれている微量金属（スズ、アンチモン、ビスマス）を測定してヒ素とそれらの比を比べてみると、全く同一であった。この結果は被疑者の家にあった白アリ駆除用の亜ヒ酸とカレー中の亜ヒ酸は同じところでつくられた亜ヒ酸であることを意味している。この鑑定結果を受けて、犯行に使われた亜ヒ酸は被疑者の家にある亜ヒ酸と同じであるとみなされた。こうしてヒ素の入手経路と犯人の特定が行われ、これらの証拠をもとにして第一審、第二審とも被疑者に死刑の判決が下ったのである。

この裁判の特徴は、判決に必要な証拠はすべて「状況証拠」であり、自供もなければ、犯人が毒をカレーに入れた現場を見た証人もいない点である。

カレー中のヒ素と被疑者の家にあったヒ素が同一であったと結論づけた放射光によるX線の分析結果は、不純物である種々の重金属とヒ素の比が各サンプルで同一であることを示した。しかしその分析結果が正しいとしても、それは中国の工場でつくられたヒ素の「ある製造部分（ロット）が同じ」であるということであり、ほかの人が同じヒ素をもっている可能性を完全には排除できない。すなわち被疑者の家にあったヒ素が犯行に使われたという絶対的証拠にはならない。

また、SPring-8による分析で、何回測定しても同じ結果が出てきたかどうか、その各回の「生データ」は公表されていない。微量の重金属の分析は非常に困難なものなので、本当に毎回同じような結果が出たのであろうか。同じであれば、どの程度同じだったのだろうか。

近年の裁判ではどうしても科学的分析の結果に頼らざるをえない場合がある。しかし最終の判決は裁判官によってなされる。一科学者として私は化学分析の生の結果をみてみたかった。

B　毒餃子の具――メタミドホス

二〇〇八年、中国製の冷凍餃子を食べた多くの日本人が中毒を起こした。千葉市稲毛区の母子が食べて中毒症状を起こした餃子と同じ袋に入った未調理の餃子から、安全基準値の六万四三〇〇倍の有機リン系殺虫剤メタミドホスが検出された。

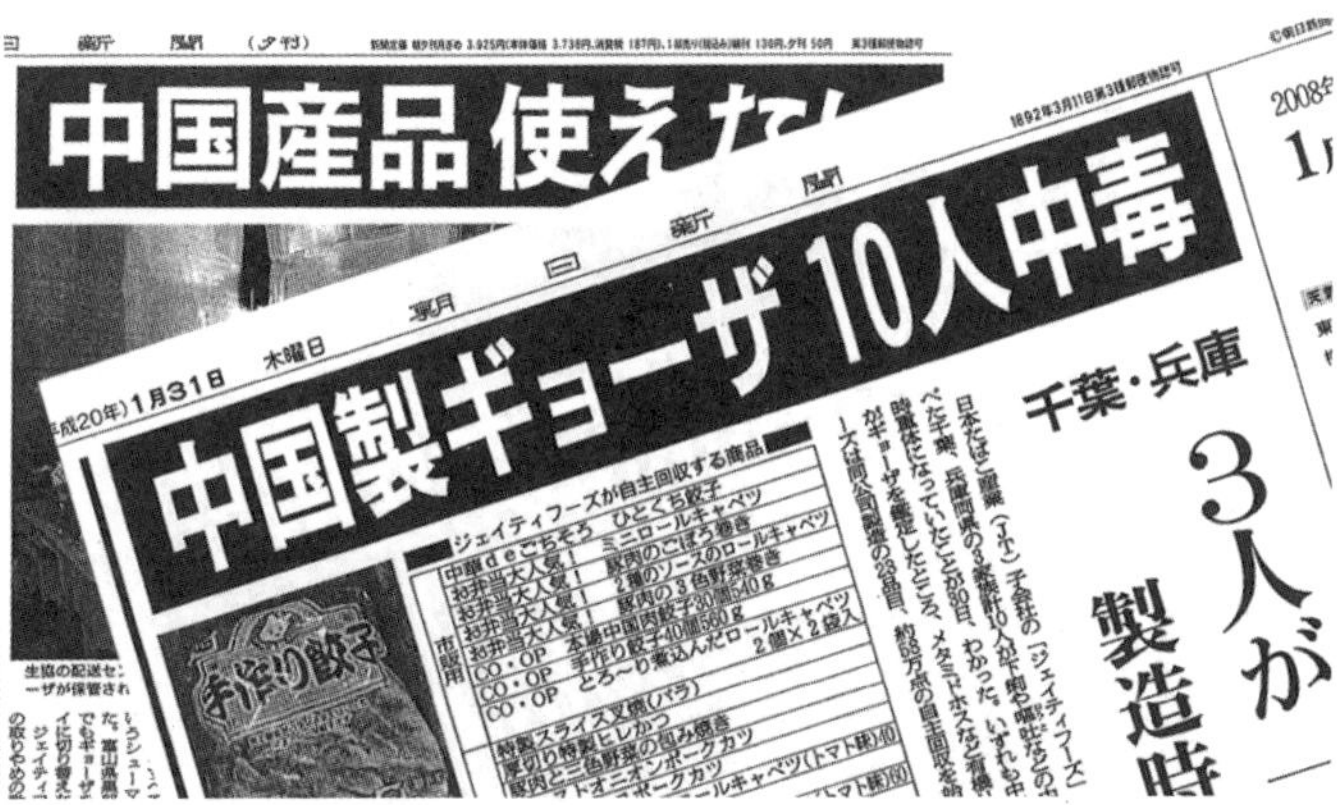

写真 11　毒餃子事件を報じる日本の新聞（2008 年 1 月）

中国は責任は日本側にあると主張

何か事件が起これば必ず原因があるはずである。毒餃子事件が起こった当初、日本では中国側に原因があると騒がれた（写真11）。日本では法律でメタミドホスの使用を禁じているので、誰もそんな物をもっていないからである。そのうちに政治問題が絡み、中国側は原因は日本側にあると発表した。この餃子は中国河北省石家荘市にある天洋食品が製造元である。メタミドホスが混入したニュースが流れてから、ある期間につくられた餃子は日本に輸出できなくなった。天洋食品は日本に売れなくなった残りの餃子を廃棄せずに従業員に配ったり、他社に安く売りつけた。やがてそれを食べた人たちがメタミドホスの中毒になった。これで事件の原因は日本側にあるのでなく、中国側にあることがはっきりした。中国政府も正式にこれを認め、国家の威信にかけて犯人を割り出すことにした。中国公安局は、犯人は天洋食品の従業員の誰かであるとし、餃子の製造日と出勤記録から容疑者を割り出そうとし

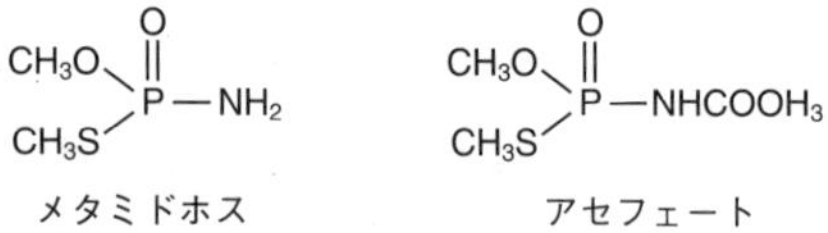

図 23　メタミドホスとアセフェート

た。そのほか懸賞金六五万元（八五〇万円）をかけて犯人探しをした。当局は容疑者数人を抑留したが、嫌疑をかけられた従業員は全面的に否定した。

犯人逮捕を中国が突然発表

二〇一〇年三月、中国政府は毒餃子の犯人、呂月庭を逮捕したと突然発表し、日本側を驚かせた。中国側の発表によると、天洋食品の従業員であった呂月庭は会社の待遇や同僚に不満があり、そのうっぷんをはらそうとメタミドホスを餃子の袋に外側から注射器で注入したとのことである。不思議なことに、呂月庭が真犯人であると当局に通報したのは呂氏の妻であった。その動機についてはわからないが、懸賞金欲しさに自分の夫であることを通報したのであろうか。さらに不思議なのは、証拠の注射筒がドブから見つかり、そこからメタミドホスが検出された事であった。事件から二年後にドブのなかにある注射筒に付着したメタミドホスを検出できるかと疑問をもちたくなるものである。

メタミドホスはどんな化合物か

メタミドホスの化学名は、*O,S*-dimethylphosphoramidothioate で、図23のような化学構造式で表される。

水一リットルには二〇〇グラムしか溶けないが、アルコールやケトンにはよ

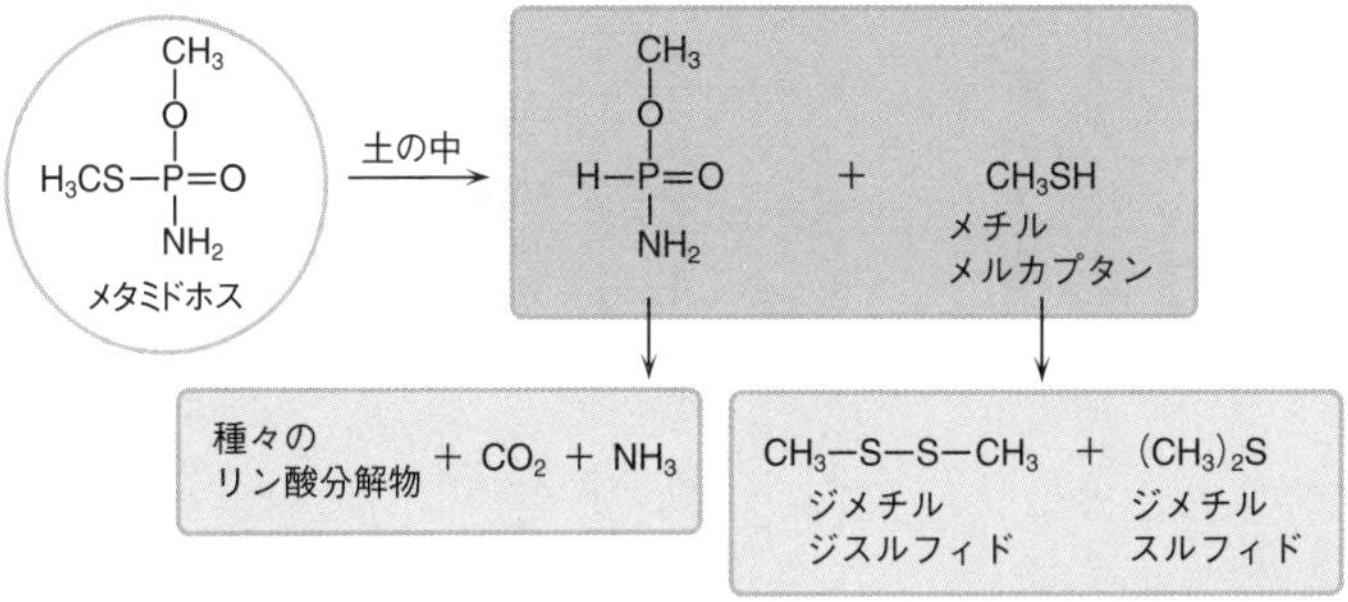

図 24　メタミドホスの環境中(土中)での自然分解

く溶ける。農薬としてはメタミドホスもアセフェートも使われるが、メタミドホスのほうが格段に毒性が強い。そのため、メタミドホスがアセチル化されて毒性が低くなったアセフェートがおもに農薬として使われる。

アセフェートは、害虫の体内でアセチル基が加水分解でとれてメタミドホスとなり、害虫を殺す。害虫を殺したあと、残留したメタミドホスは環境中（土中）で自然分解する。半減期は数日である（図24）。

メタミドホスの毒性学

メタミドホスが有毒になる原因は、神経伝達に関与するアセチルコリンエステラーゼを阻害するためである。この酵素が阻害されると神経伝達物質のアセチルコリンが適切に分解されないため、神経伝達に異常が起こる。メタミドホスは、経口、吸入、皮膚より浸透して毒性をひき起こす。ラットの経口毒性は、半致死量（LD_{50}）が体重一キログラム当たり三〇ミリグラム、経皮毒性はLD_{50}が体重一キログラム当たり五〇ミリグラムであり、毒性は急性である。

アセチル化したメタミドホス（つまりアセフェート）はアセチルコリンエステラーゼと直接作用せず、ラットの経口毒性は LD_{50} が体重一キログラム当たり九四五ミリグラムで毒性が三一倍低くなる。魚に対しての毒性は、LC_{50} が一ミリリットル当たり二五〜一〇〇ミリグラムである。

メタミドホスはヒトに対して有毒であるが、体内に入るルートによって症状も異なる。

（1）**経肺ルート**：メタミドホスを吸うと、鼻水が流れ、ひどいときには血が混じる。咳をして、胸が苦しくなり、呼吸が短くなり、ぜいぜいと息をしたりする。

（2）**経皮ルート**：発汗、けいれん、眼の痛み、血の混じった涙、視界が不明瞭になる。やがてメタミドホスは体内に入り、蒼白な顔、吐き気、嘔吐、下痢、腸の痛み、めまいを起こす。

（3）**経口ルート**：経口の実験データは少ないが、香港で、中国から輸入した野菜を食べ、多くの人が急性中毒になった事例がある。原因は中国で野菜栽培のときにメタミドホスを使ったためと思われる。

治療の方法

メタミドホスは神経ガスのサリンと同じ有機リン化合物である。毒性はサリンと比べて格段に低いが、アセチルコリンエステラーゼを阻害する作用は同じなので、治療もサリンの治療と全く同じである。アセチルコリン拮抗剤である硫酸アトロピンや、コリンエステラーゼ再賦活剤である2-ピリジンアルドキシムメチルクロリドを注射すればよい。

メタミドホスに関する規制

メタミドホスは毒性が強いため、その使用は各国で制限があり、その内容は国によって異なる。ここでは日本と中国に限定して述べる。

日本では農薬として登録されていないため、国内での使用を禁止されている。国内での市販はされていない。

中国では、一九九〇年以前は農薬としてかなり広範囲に使われていた。しかし毒性が強いため、一九九〇年代頃から使用対象を限定して使われるようになった。しかし法律はあっても農民は無視してふつうに使い、中国国内や香港で中国から輸入した野菜を食べて多くの人が中毒になった。しかし二〇〇七年には中国政府も農薬としての使用を禁止し、二〇〇九年からは生産も全面禁止した。

C　結石をつくる毒ミルクの正体——メラミン

中国の多くの会社が、ペットフードや粉ミルクのなかに、プラスチックの材料であるメラミン（図25）を入れて販売した。その結果、二〇〇七年にアメリカでは、中国産のペット用缶詰を食べたイヌやネコが数千匹も死亡した。また翌年に中国では、粉ミルクを常用した幼児が六人死亡し、五万四〇〇〇人が中毒となり、大きな社会問題となった。被害は中国だけにとどまらず、ヨーロッパ、アメリカ、日本、台湾などにも及んだ。なぜかというと、多くの国が粉ミルクを中国から輸入し、アイスクリームやケーキなどに使っていたからである。

日本での影響の例を一つあげる。大阪府高槻市にある丸大食品会社は、有害物質メラミン混入の恐れがある菓子を大量に回収した。どの菓子にメラミンが入ったかははっきりしないが、回収できるものは回収した。丸大食品はそれまでに全国の老人保険施設三〇五四カ所に三万袋（約三〇万個）の菓子を分配していた。

これらのニュースは世界各地で報道され、多くの人の関心を集めた。どの新聞でも「メラミンによる腎結石」による被害と説明された。確かに腎臓のなかで沈殿した固体であるから腎結石には違いない。しかしメラミンによる結石は、人や動物で自然に起こる腎結石とは全然別のものである。どの新聞もただ腎結石とだけ述べ、自然に発生する結石との差を説明していないので、多くの人はふつうに起こる結石と同種であると思っている。ここではその差を説明したいと思う。

メラミンによる結石

メラミンはほとんど無毒で、一回に多く飲んでも食べても死ぬことはない。つまり、急性中毒症状を起こさない。しかし、中毒は必ずしも急性中毒だけによるものではない。一、二回摂って無毒でも、何回も続けて摂ればそれが原因で中毒になることがある。これは慢性中毒のためである。

アメリカでイヌやネコが中国製の缶詰を食べて数千匹死亡したのは、メラミンの混入したペットフードを一日二〜三回毎日連続で食べたからである。中国で粉ミルク入りの牛乳を飲んで六人が死亡し、数万人が中毒になったのも、赤ちゃんへのミルクは一回きりでなく、一日に何回もそれを毎日、何カ月、何年も続けるから、やがて慢性中毒で死亡したり、中毒したりするのである。

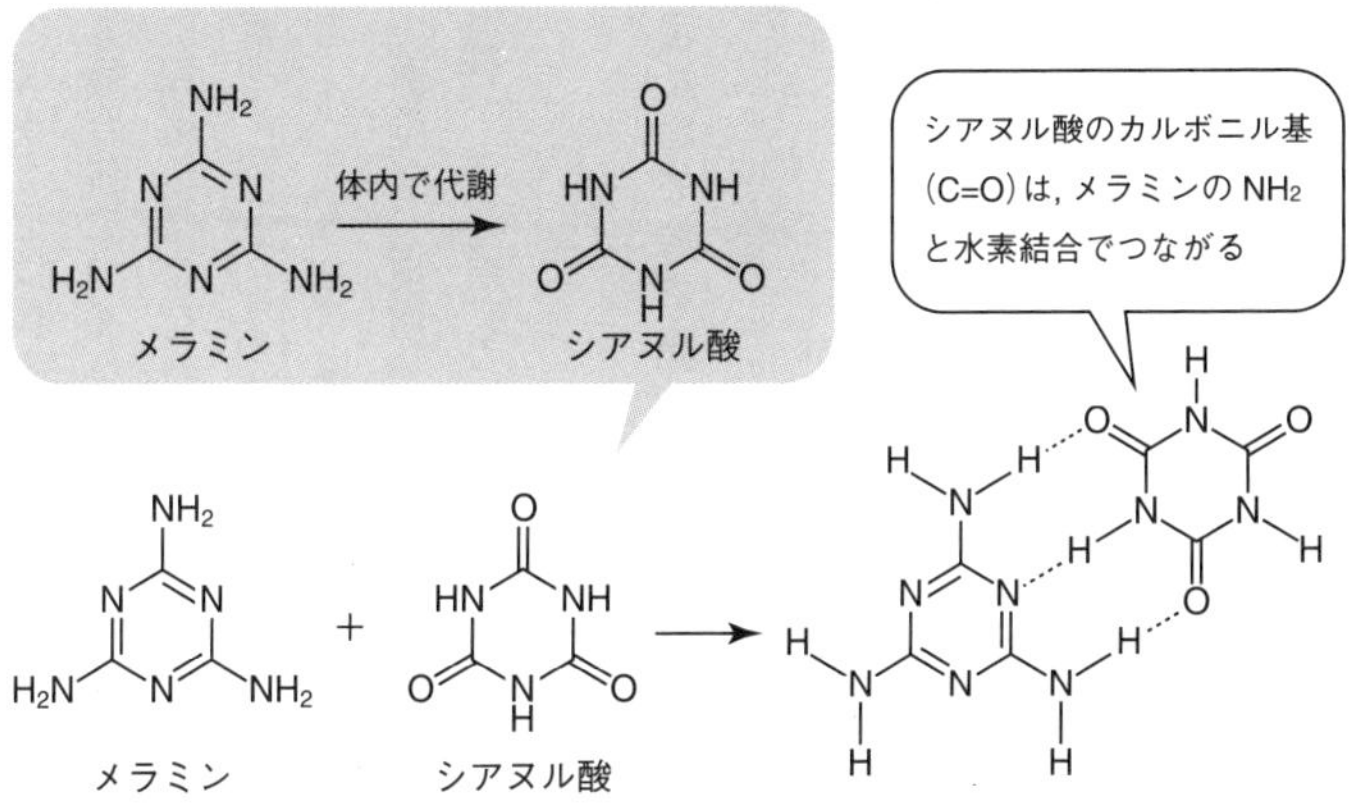

図 25　メラミンとシアヌル酸の結合

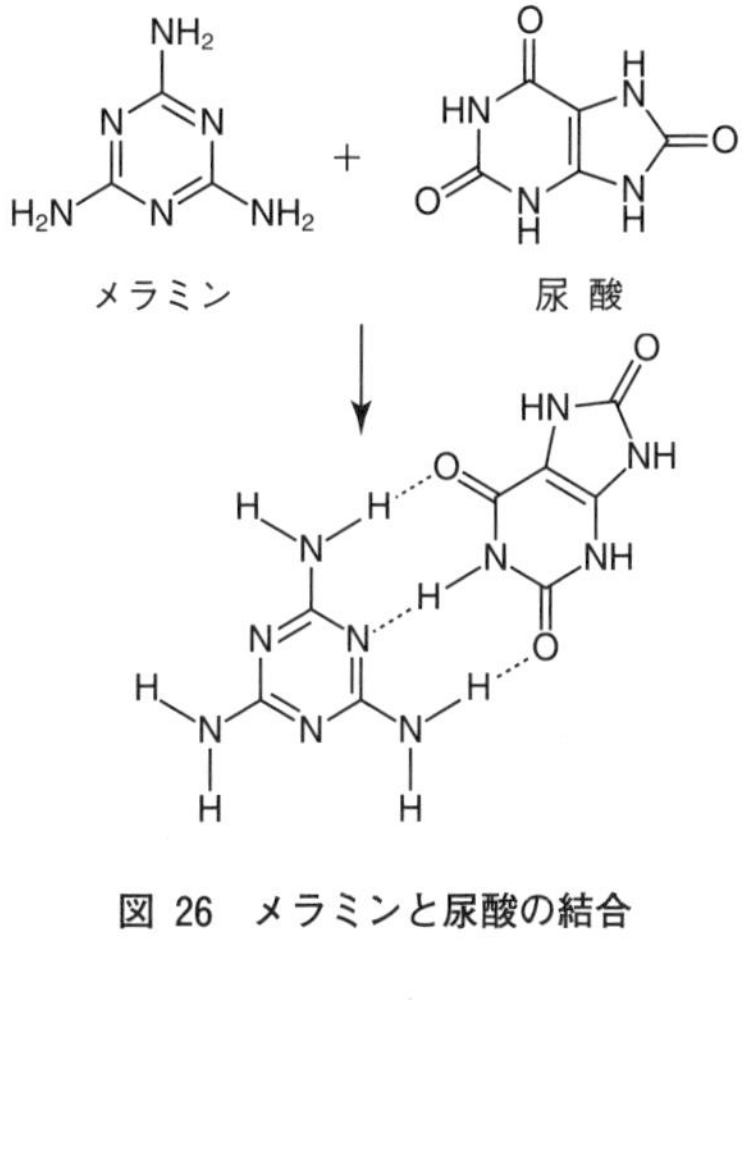

図 26　メラミンと尿酸の結合

メラミンは体内で代謝されてシアヌル酸（図25）となる。シアヌル酸とメラミンは水素結合によって複合体をつくる。この複合体は水に溶解しないので、腎臓のいたるところに沈着して腎臓が正常に作用しなくなり、人やペットは死亡する。また、尿酸はシアヌル酸の構造の一部と偶然にも同じ構造（図26）なので、同じメカニズムで結石ができる（*C&EN*, **87**(21), 36（2009））。ちなみに小笠原ら（一九九五）は、事件が起こる一三年も前に「メラミンによる腎結石はメラミンと尿酸の複合体である」と指摘していた（H. Ogasawara ほか、*Carcinogenesis*, **16**, 2773（1995））。メラミンのような$NH_2C–N=CNH_2$の構造をもつ物質は、尿酸と複合体を形成する可能性がある。

自然にできる結石

同じ結石でも、メラミンによる結石と人の体内で自然発生する腎臓結石とは全く異なるものである。

自然にできる結石は化学成分により、つぎのような種類に分けることができる。

（1）リン酸カルシウム（calcium phosphate）
（2）シュウ酸カルシウム（calcium oxalate）
（3）シスチン（cystine）
（4）尿酸（uric acid）
（5）タンパク質

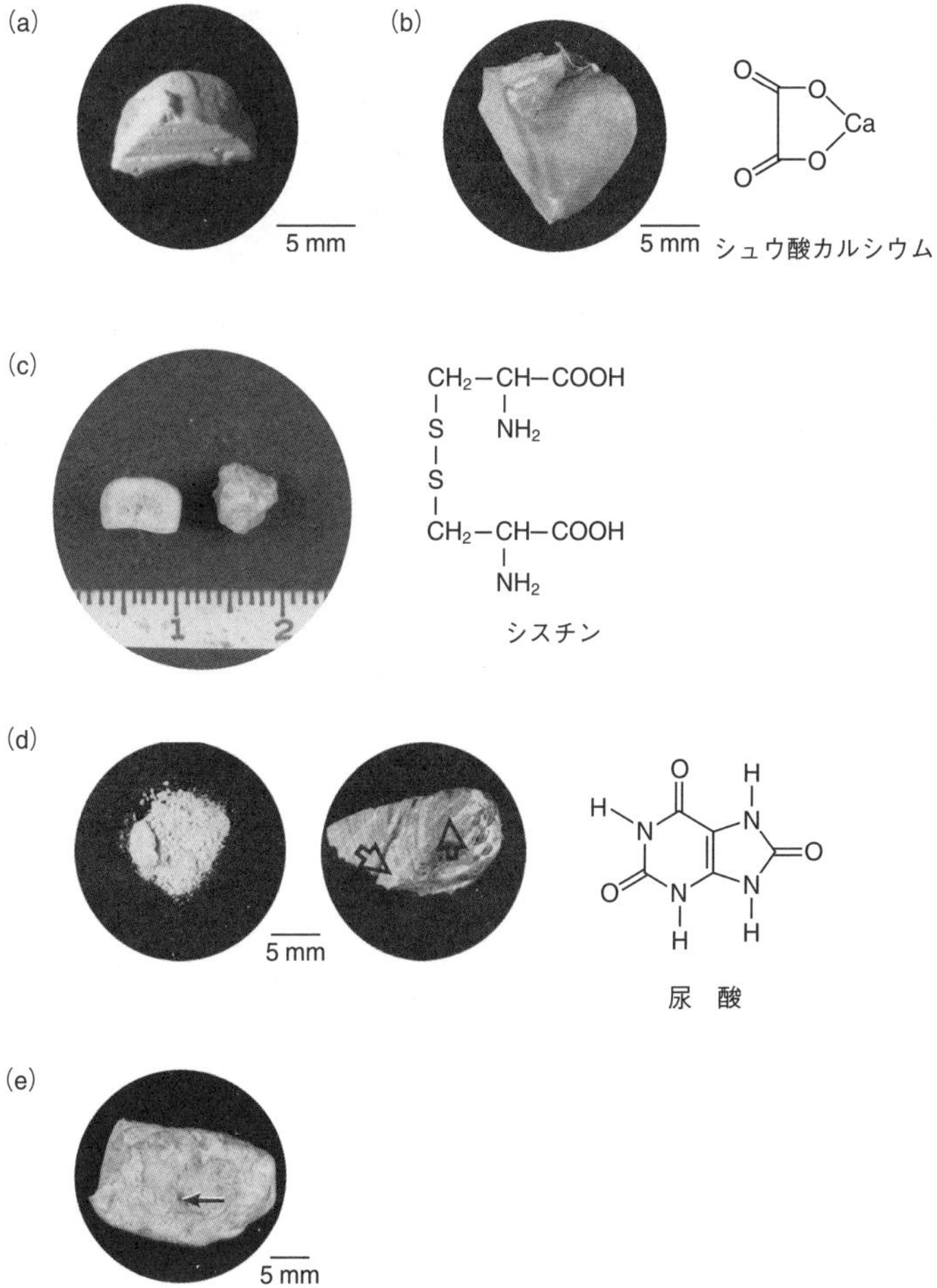

写真 12　いろいろな結石（V. R. Kodati ほか, *Appl. Spectrosc.*, **44**, 837, 1134, 1408(1990)および **45**, 581(1991)より）（a）リン酸カルシウム,（b）シュウ酸カルシウム,（c）シスチン,（d）尿酸,（e）ムコタンパク質

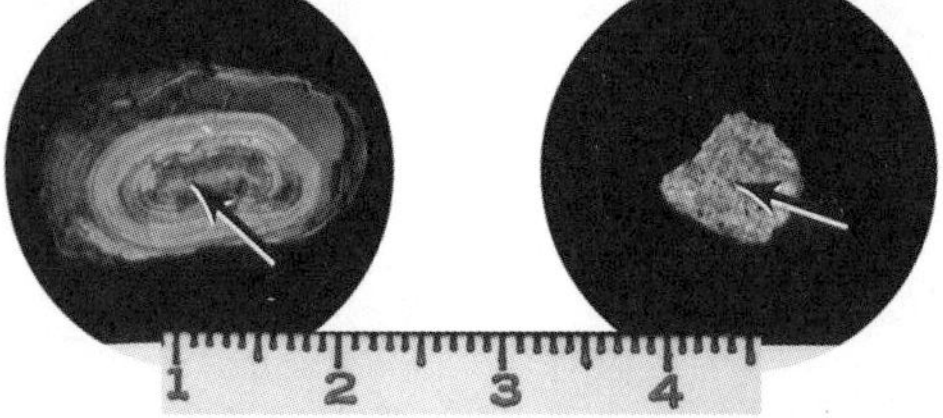

（左）シュウ酸カルシウム二水和物とヒドロキシアパタイトの混合した結石．
（右）シュウ酸カルシウム一水和物，尿酸，ヒドロキシアパタイトの混合した結石．

写真 13　混合成分からなる結石（V. R. Kodati ほか，*Appl. Spectrosc.,* **47**, 334（1993）より）

通常それぞれの単一成分で結石となる（写真12）が、まれには二種類以上の混合成分（mixed stone）として現れることもある（写真13）。結石は外見だけではどの種類かを見分けられない。

なぜ結石ができるか

泌尿系統は上から腎臓、尿管、膀胱、尿道であり、結石はどの部分にも起こりうる。結石は上部のほうによく起こり、下のほうの膀胱や尿道で起こるケースは少ない。どういうわけか結石は男性のほうが女性よりも起こりやすい。

結石の起こる確実な原因はわからないが、どの結石にしろ、その成分の濃度が飽和状態をこえ、やがて結晶となる。小さい結晶ならそのまま体外へ排出されるが、大きくなると沈着して尿で排泄ができなくなる。小さい結晶でも場所によってはその場で引っかかって出ない場合もある。私はこれまでに三回腎結石になった。あるとき、いきなり猛烈な痛みに襲われ、すぐに救急病院に行った。医者は「こんなに痛むなら腎結石に間違いない」と言って、X線で調べたら米粒より小さい結石が尿管に引っかかっていた。医者の説明では尿管は単なるチューブでなく、なかの壁はぎざぎざになっているので、小さい結石でもそこに引っかかると出なくて猛烈な痛みを感じるとのこと。私の場合は手術によって結石を取除いたが、尿管は小さい管なので、手術が難しかったと外科医が言っていた。

メラミンによる結石は、腎臓のいたるところに無数の小さいメラミン-シアヌル酸の複合体ができて沈殿する。ではなぜある成分が体内で飽和して沈殿するのだろうか。くわしいことは誰にもわからないが、多くの因子、たとえば遺伝、人種、食物、体質、飲用水の成分、代謝の病気、泌尿器官の感染、ホルモンのアンバランスなどがあげられる。

人によっては、ホウレンソウをたくさん食べるとすぐに結石ができる人もいる。これはホウレンソウのなかにシュウ酸が多いのでシュウ酸結石になるためである。私の結石の成分はリン酸カルシウムなので、医者にチーズをあまりたくさん食べないように注意された。これはチーズのなかにカルシウムが多いためである。

結石を防ぐためには水を大量に飲むことである。それ以来、私は思い出すたびにいつも水を飲むよう心がけている。

厳罰で対処する中国政府

ジエチレングリコール入りのペット用缶詰、飲み薬、粘り歯磨きによる被害で、外国でも大問題になったことは次節で述べるが、食品安全の信用を回復するため、中国政府は「国家食品薬品監督局」局長の鄭篠萸氏を二〇〇七年七月十日に処刑した。しかし問題の根は深く、今度はプラスチックの原材料であるメラミンが外国のみならず、足元である中国国内でも大問題になった。

中国国内で問題になったのは、粉ミルクにメラミンを入れたためである。通常、食品中のタンパク質の量は含まれる窒素原子（N）の総量で表すことが多い。ミルクは乳糖とタンパク質を含んでいるが、前者にはNが含まれていない。メラミンは$C_3H_6N_6$で表されるように重量の大部分が窒素である。だからメラミンを入れるとミルクにタンパク質が多く入っているとの錯覚を起こさせる。ペットの缶詰にメラミンを入れ、あたかもタンパク質量が多いようにみせかけたのも同様である。中国ではメラミンが「蛋白補充物」または「蛋白粉」（protein supplement）として売られて、多くの会社が食物（タンパク質を含んだ）に入れたのである。

食品安全を徹底するため、二〇〇九年一月二十二日、河北省石家庄市中級人民法院（地方裁判所）は「蛋白粉」を製造販売した張玉軍、これを牛乳に入れて販売した耿金平の二人を死刑に処した。メラミン入りの粉ミルクを販売した三鹿集団の前社長の田文華女史には無期懲役の判決が言い渡された。国の面子をかけて食品安全管理を決心した中国政府の意気込みがうかがわれる。

二〇一〇年十二月、中国政府は食品安全を期するため、有毒物質を添加した人や販売した人たちを厳罰に処するのみならず、その生産や販売を許可する役人にも責任を負わせるため、新しい法律「食品安全監督管理職務怠慢罪」をつくった。

死刑のような極刑で処罰しても、メラミン入りミルクは後を立たない。二〇一〇年にも中国政府は、有毒メラミン入りのミルクを販売した人たち九六人を逮捕し、二〇〇〇トンの毒入りミルクを没収した。金のためには手段を選ばない中国商人の執念は恐ろしいものである。

D　何度も害をもたらす化合物——ジエチレングリコール

ジエチレングリコールの誤った使用で一九三二年以来、アメリカで多くの人が死亡した。近年でもジエチレングリコールの誤った使用によって多くの人が死亡している。なぜわれわれは過去の教訓から学べないのだろうか。ここではジエチレングリコールは何であるかを述べ、さらに近年に起こった被害について、なぜこの化合物が有毒であるかについて述べる。

ジエチレングリコールとは何か

いったい、ジエチレングリコールは何に使われるのであろうか。ジエチレングリコールはアメリカでは不凍液、ブレーキ液、潤滑剤、溶剤（ニトロセルロース、樹脂、染色剤、油など）、インク、接着剤、火薬（二硝酸ジエチレングリコール）の原料として使われる。ジエチレングリコールは非発火性で非常に安定しており、工業的には安全な化合物として重宝がられている。

このようにジエチレングリコールは工業用によく使われるが、人が飲んだりすると話は全く別になる。

ジエチレングリコール　　グリセリン

図 27　ジエチレングリコールとグリセリンの化学構造式

なぜジエチレングリコールの事故が起こるのか

二〇〇六年、パナマで中国製のせき止め薬を飲んだ一三八名が死亡した（申告数は三八〇名をこえる）。調査の結果、薬の溶剤に使われたジエチレングリコールが原因であることがわかった。アメリカやイギリスでも、中国産の練り歯磨きのなかにジエチレングリコールが混入していることがわかり、アメリカの食品医薬品局（ＦＤＡ）は中国産の練り歯磨きの輸入を禁じた。有害物質ジエチレングリコール入りの練り歯磨きはアメリカ・イギリスのみならず、日本でも大阪や愛知・東京・広島でも発見された。大阪府では一五〇万本が自主回収された。

そもそも工業用の化合物であるジエチレングリコールが、なぜ薬や練り歯磨きに使われるのだろうか。飲み薬には液体状の賦形剤が必要である。通常薬の賦形剤にはグリセリンが使われる。これは無毒な液体で少し粘性があり、また甘味があるので飲みやすい。中国の会社がジエチレングリコールを賦形剤に使った理由は、値段がグリセリンより安いからである。ところが売り出すときには「ジエチレングリコール」といわず「TD Glycerin」として販売していた。ジエチレングリコールとグリセリンの化学構造を比較してみよう（図27）。

ジエチレングリコールはグリセリンと同じようにヒドロキシ基を含んで

いるので少し甘味があり、またドロドロと粘性があるので、これを溶剤に使うと舌にトロリと感じて気持がよいため、グリセリンの代用品として使われたのである。

ジエチレングリコールの毒性

ジエチレングリコールは毒物で、ラットでの半致死量（LD_{50}）は体重一キログラム当たり二〇・八グラム、モルモットでは一四・〇グラム、マウスでは一三・三グラム、ウサギでは二六・九グラムである。ヒトに対する中毒量は成人で五六～八五グラム（LD_{50}は体重一キログラム当たり一～二グラム）と推定されている。

ジエチレングリコールはまず腎臓をおかし、つぎに中枢神経の中毒症状をひき起こし、呼吸困難となる。そのほか吐き気、嘔吐、頭痛、下痢、腹痛をひき起こす。ジエチレングリコール中毒の治療法としては、胃の洗浄、酸素吸入（中枢神経の抑制を防ぐ）、血管収縮薬の投与（血圧低下を防ぐ）、利尿療法（尿による中毒物質の排泄を促進）、血液透析などがあげられる。しかしいずれの方法でも直接中毒物質を中和することはできない。

通常食物のなかには、防腐剤、色素、人口甘味料などいろいろな物が入っている。こういうものは少量では無害だが、大量に摂ると有害になる場合が多い。そのため、どの国でも入れてよい量を規定しており、これを「最大許容量」という。アメリカでは食物中にジエチレングリコールは〇・二％以上入れてはいけないと規定している。中国では薬や練り歯磨きに一〇％まで入れてよいと規定している。しかし練り歯磨き事件は外国での被害が多く、中国製品に対する批判が厳しくなったので、二〇〇七年七月、中国はジエチレングリコールを練り歯磨きのなかに入れてはいけないと規定した。アメリカFDAの発表によると、練り歯磨きのなかにジエチレングリコールを入れて製造していた中国の会社は計一二社であった。

最大許容量の規定だけでは、使う人たちによっては安全が保障されるわけではない。毎日それなりの量を摂取したら、やはりそのうちに中毒を起こすためである。そこで、どの国でも「一日摂取許容量」という最大量を人為的に決める。中国では最大許容量一〇％まで入れてよいと決めても、せき止め薬のようなものは一日に何回も摂取し、数日続けて摂るものである。「一日摂取許容量」は動物に毎日その食物や薬を食べさせ、異物の毒性が出るか出ないかを調べて決められる。おそらく中国の国家食品薬品監督局は「一日摂取許容量」を調べなかったのであろう。

つまり食物や飲物が安全であるかどうかは、「最大許容量」と「一日摂取許容量」の両方を考慮しないといけないのである。仮に一回しか食べたり飲んだりしない場合は、「最大許容量」のみを考慮すればよいが、せき止め薬のように一日に何回も、また数日続けて摂る場合には、両方の許容量を考慮すべきである。

体内での代謝からみた毒性

薬の賦形剤として、通常グリセリンを使う理由は、薬を溶かすためであり、かつグリセリン自体が無害であるからである。無害であることはグリセリンの代謝をみれば一目瞭然である（図28）。グリセリンの代謝物は皆、もともとわれわれの体内にある正常な化合物なのである。

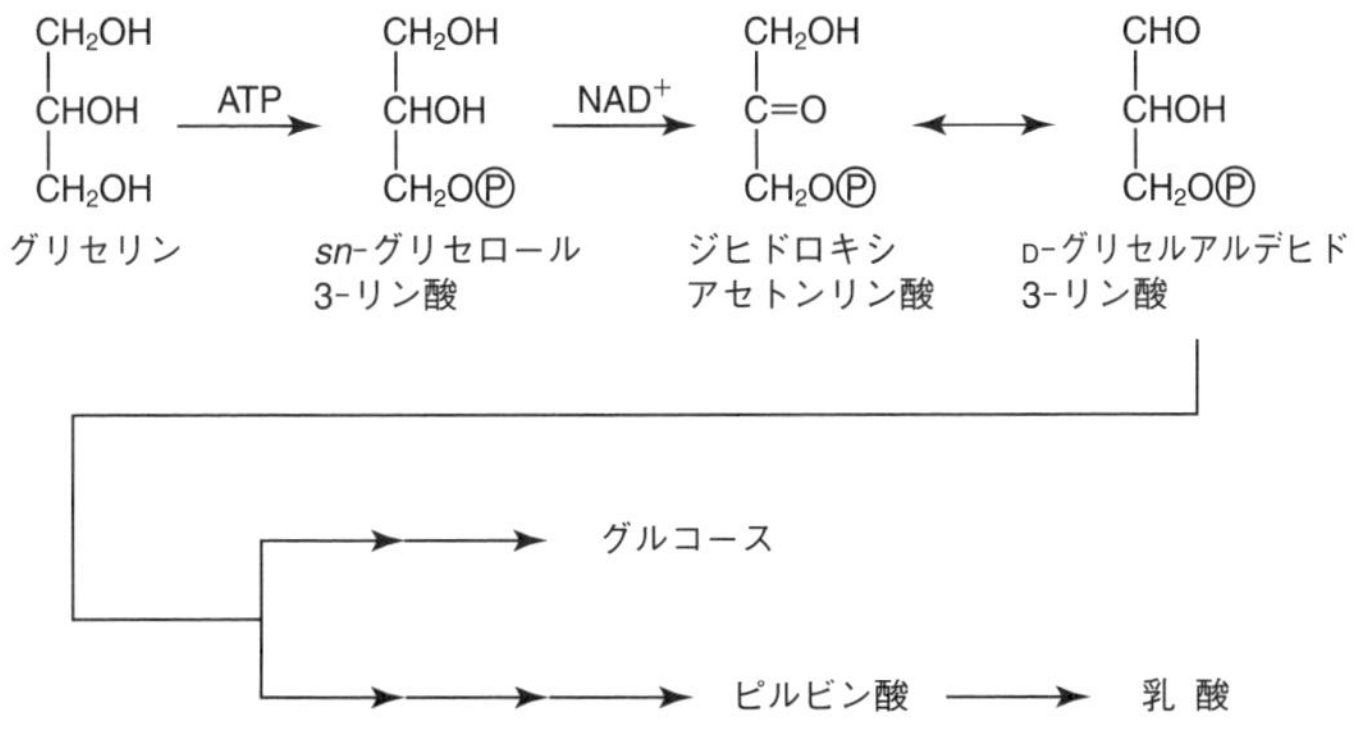

図 28　グリセリンの代謝

一方、ジエチレングリコールは有毒であり、続けて摂取すれば死にも至る。その代謝をつぎにみてみよう（図29）。

ジエチレングリコールは代謝される二つのアルデヒドをもったジアルデヒドになり、さらに二つのカルボン酸をもったジカルボン酸構造になる。おそらくヒトにとって最も有毒なのはアルデヒドを生じた部分である。

この反応で二つの酵素が関与する。この二つの酵素とも体内にはふつうに存在しており、その作用は酒（エタノール）の代謝と全く同一である（図30）。

酒の代謝産物で有害なのはアセトアルデヒド（CH_3CHO）であるが、これは体内でさらに代謝され、無毒な酢酸（CH_3COOH）になる。ジエチレングリコールの場合は、生じたジアルデヒドもジカルボン酸も自然の体内にはないので有毒なのである。

過去の被害

ジエチレングリコールによる人への被害は今に始まっ

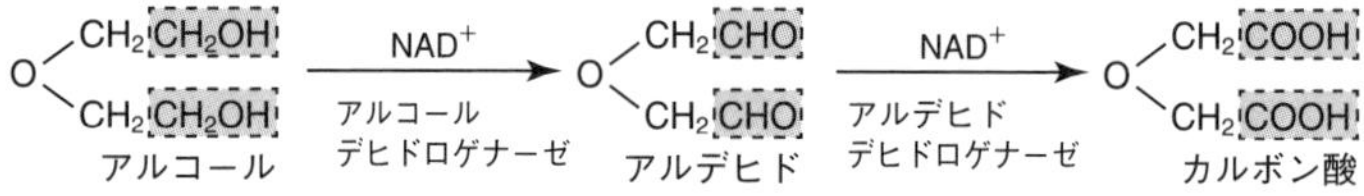

図 29　ジエチレングリコールの代謝

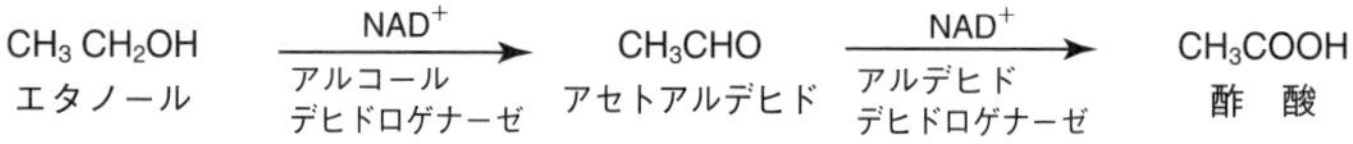

図 30　エタノール（酒）の代謝

たことではない。一九三七年、アメリカで一〇七人が死亡している。抗菌剤スルホニルアミドをジエチレングリコールで溶かした物を飲んだためである。患者は尿毒症による死であった。これ以来、アメリカでは薬を溶かす溶剤としてジエチレングリコールを使わなくなった。これがきっかけとなってＦＤＡの前身であるFederal Food, Drug, and Cosmetic という組織をつくる法律が一九三八年にできた。

今でもアメリカではジエチレングリコールによる中毒症例がときどき起こるが、ヒトよりウシやイヌが被害をこうむることが多い。その原因は、古くなった不凍剤を家の外にほったらかしにする農家が多いためである。捨てられたジエチレングリコールを飲むと甘味があるため、イヌやウシは喉の乾きがなくなるまで飲み続けて死に至る。

また日本で有名な事件としては、一九八五年にヨーロッパから輸入したワインにジエチレングリコールが入っており、それをたくさん飲んだ人に中毒症状が起きた事件がある。ワインにジエチレングリコールを入れると、甘く、とろりとして舌ざわりがよくなる。日本人はこういうワインが好きだった。この事件以来、ヨーロッパでは日本へ輸出するワインにジエチレングリコールを入れなくなった。

一九九〇年代にパラセタモールのシロップ（非アスピリン系解熱鎮痛薬）を飲んで、各国の人、特に幼児が死亡した。被害は南アフリカ、インド、ナイジェリア、アルゼンチン、バングラディシュ、パナマに及び、ハイチでは八五人の子どもが死亡した。これはハイチの製薬会社 Pharvar Laboratories が、ジエチレングリコールを溶剤として使ったためである。

つぎに起きたのが二〇〇六年に世界各地で被害を与えた中国製のせき止め薬と練り歯磨きである。

中国薬業界の大震動

中国発の有毒物質入りの風邪薬や練り歯磨きは、世界中に中国製の飲食物や薬の危険性に警鐘を与えたのみならず、中国自身にも事の重大性を感じさせ、中国政府はその大改革に乗り出した。

アメリカＦＤＡは、中国の一二社がジエチレングリコールを入れた練り歯磨きを製造していると会社名を公表し、その輸入を禁じた。慌てた中国政府はジエチレングリコールのみならず、中国製の薬全体に対して調査した。

その結果、多くの薬がアメリカＦＤＡに相当する「国家食品薬品監督局」へ申請なしに販売されていることがわかった。申請なしになぜおおっぴらに販売や輸出ができたのかというと、その国家食品薬品監督局の役人に賄賂を渡し、政府は薬品をテストせずに販売許可証を乱発していたからであった。中国はアメリカＦＤＡにならって一九九八年に国家食品薬品監督局を創立した。初代局長

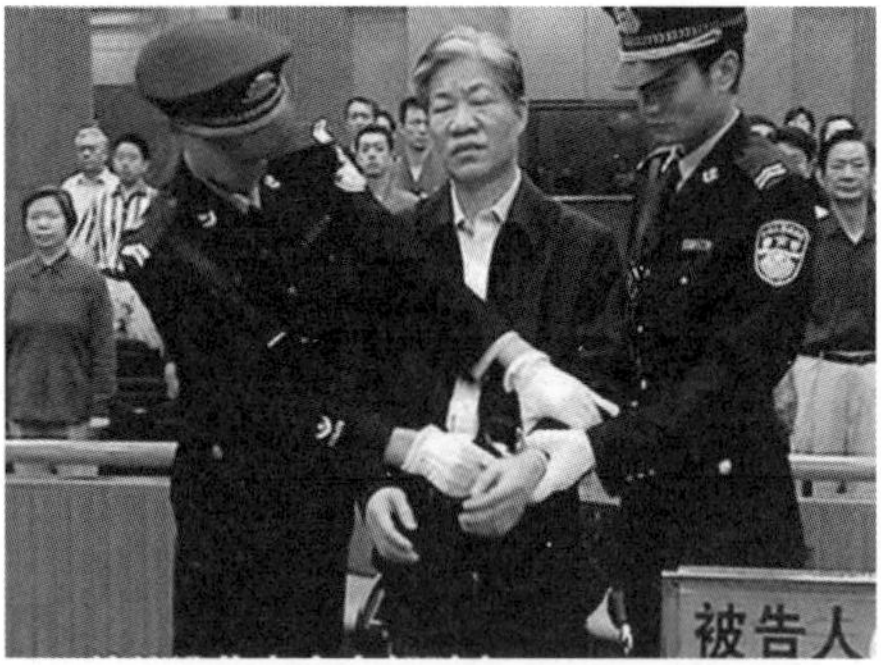

写真 14　鄭局長の裁判の様子
（人民網日本語版より）

の鄭篠萸は創立当初の一九九八年から退官するまでの二〇〇五年の間に約八五万ドルもの賄賂を受取っていた。

ではなぜ製薬会社が役人に賄賂を渡すのかというと、正常な方法で申請していたら、許可が下りるまでに数年はかかるからである。鄭局長は裁判にかけられ、二〇〇七年五月に死刑の判決を受けた。上審のときに鄭局長は、自分は捜査に全面的に協力し、ほかの賄賂を受取った役人の名前も全部述べ、また受取った賄賂の金も全額政府に返還したのだから、減刑してくれと請願した。

しかし、最終の二審判決でも死刑が言い渡され、その理由として「確かに捜査に全面協力をしたことは認めるが、その被害は国内のみならず、各国にも及び、国家の威信、名誉を大々的に傷つけたその罪は大きく死刑に価する」と宣言された（写真14）。鄭局長は二〇〇七年七月六日に死刑専用車（写真15）の中で刑を執行され、六三歳の生涯を閉じた。

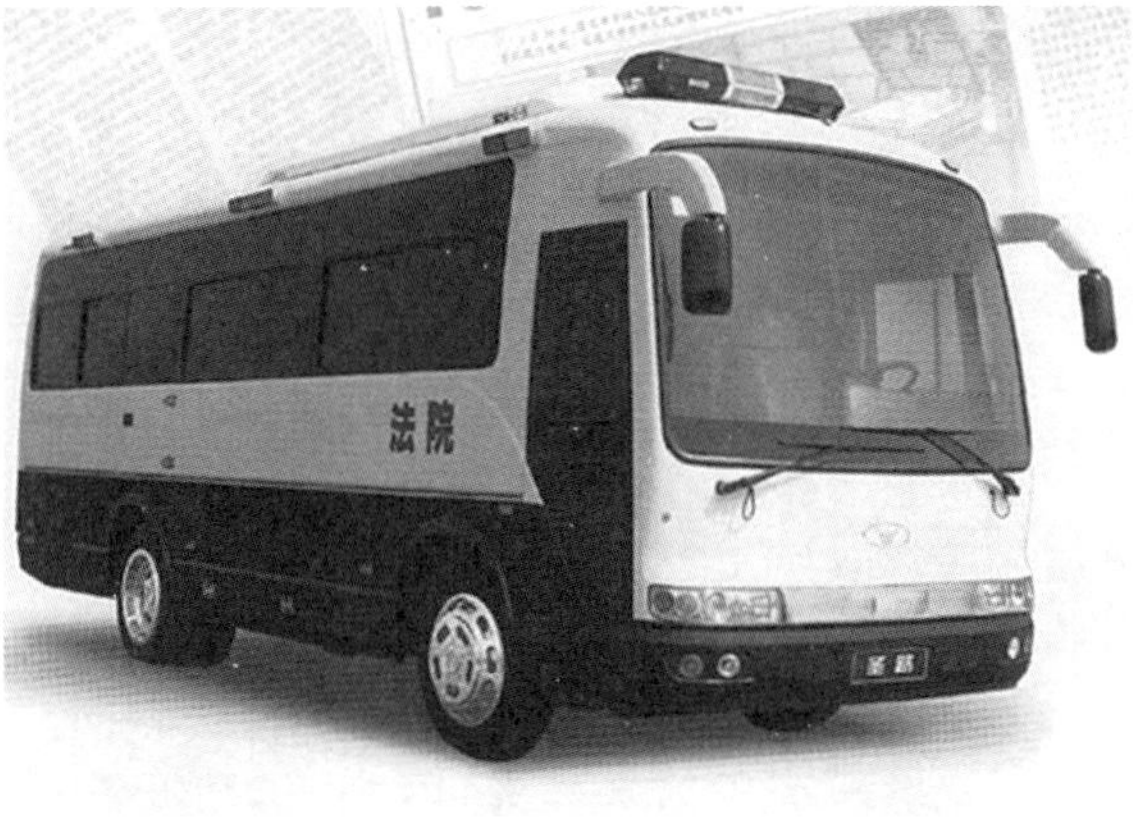

写真 15　薬物投与して死刑を執行する車［USA Today（2006年6月15日付）］

通常中国での死刑は銃殺によるが、高官たちの死刑は毒物注射による場合が多い。中国の文献を調べてみると、鄭局長の「絶命書」（遺言書、特に死刑になる人の最後の書き物）なるものが見つかった。鄭局長は「自分の間違いは官吏になったことだ。大学を卒業したときにそのまま大学に残っていれば、こんな不遇な命運にならず、今では教授になっていたであろう」と不運を嘆いていた。

今までの中国の中毒事件に対する判決をみてみると、被害者が多く、かつ死亡者が出た場合は罪が重く、たいていは死刑になっている。今回の鄭局長の場合は、賄賂の金額からいうと、それくらいの額では死刑になってない人も中国では多い。しかし今回は国際的な大問題となり、国の面子も丸つぶれになったので「見せしめ」のため、死刑になった可能性が一番高い。

E　楽に死ねるという誤解――硫化水素

硫化水素による自殺者の急増

近年、日本で硫化水素（H_2S）による自殺が急激に増え、大きな社会問題となった。二〇〇八年だけでも約一〇〇〇人がこの方法で自らの命を断った。これはインターネット上に、簡単に自殺できる方法として掲載されたためである。通常、自殺する人は毒物の入手がしやすく、速効性があり苦痛のない方法を望むことが多い。インターネットで紹介された方法は確かに簡単ではあるが、「苦痛なし」という点には少し異論がある。これについては後で述べる。

インターネットで紹介された方法では、H_2SのSの原料としてSを含んだ入浴剤や農薬を用い、H_2SのHの原料としては比較的強い酸、たとえば硫酸や塩酸を用いる。酸は自動車バッテリーの硫酸であったり、トイレの洗剤に含まれる塩酸であったりする。Sを含む化合物と混ぜるとすぐに硫化水素が発生する。これをまとめてみるとつぎのような反応になる。

$$\text{S包含の化合物} + H_2SO_4\ (\text{または}\ HCl) \longrightarrow H_2S \uparrow$$

アメリカで真似される自殺法

日本でのインターネットによる紹介は、二〇〇八年頃であった。この方法は徐々にアメリカにも知れ渡り、二〇一〇年だけでも硫化水素による自殺が二件起きている。一件はインディアナ州の大

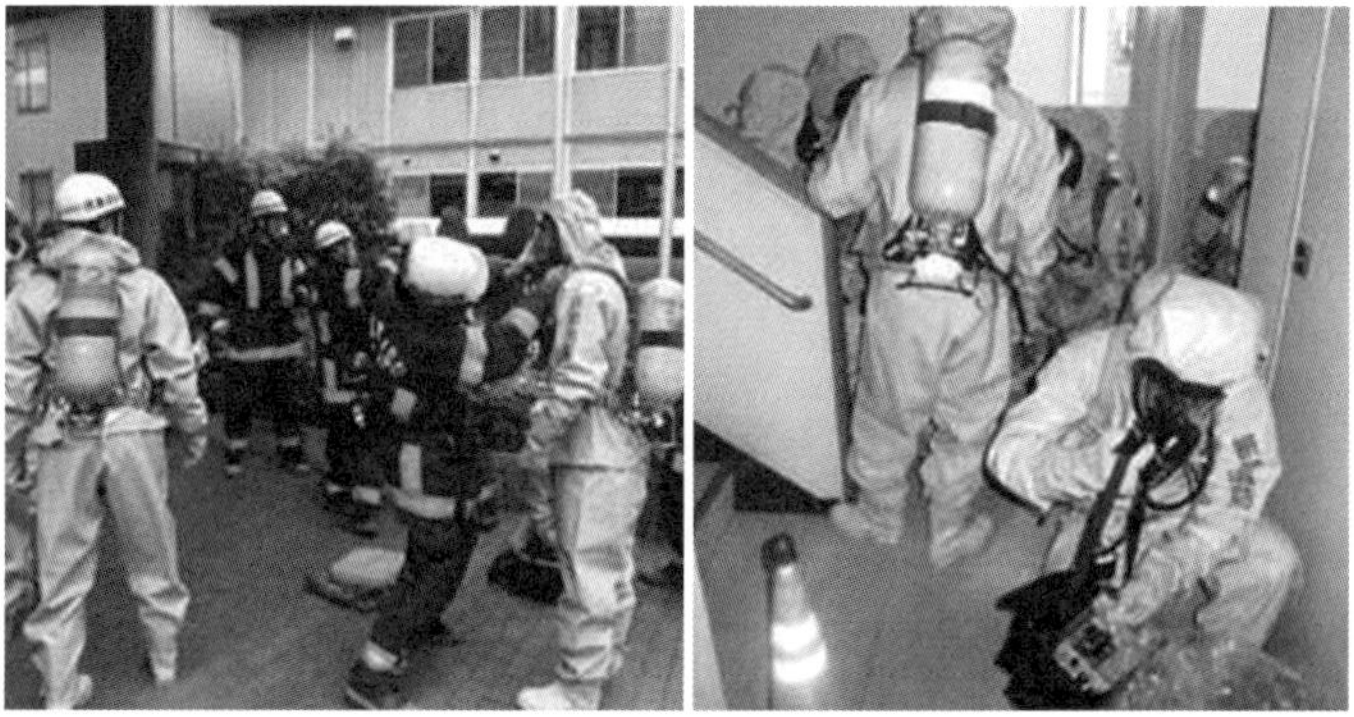

写真 16　硫化水素による事故の処理には化学防護服と防毒マスクが必要
（摂津市消防本部での訓練の様子）

学生で、もう一件はカリフォルニア州パサディナで二三歳の男性がフォルクスワーゲンのなかで自殺した。車の窓に「この方法で自殺する」との警告が貼ってあったので、警察官と消防隊員は、近くのショッピングセンターにいる人たちを避難させ、防毒マスクと化学防護服（写真16）を着けて車を開けた。アメリカの当局は、日本で多発した硫化水素による自殺の新しい方法がアメリカでもよく使われるのでないかと憂慮している。

ここでは、自殺よりも硫化水素の性質全般について述べたいと思う。

硫化水素の化学的性質

SとOは周期表上で同じ族に属しているため、H_2SはH_2Oと化学構造式（図31）が似ているが、H_2Oが常温で液体であるのに対し、H_2Sは気体で存在する。

この違いは、SとOの電気陰性度の違いによる。水分子の酸素Oの電気陰性度は高い（三・五）ので分子間

図 31　H_2O と H_2S の構造式

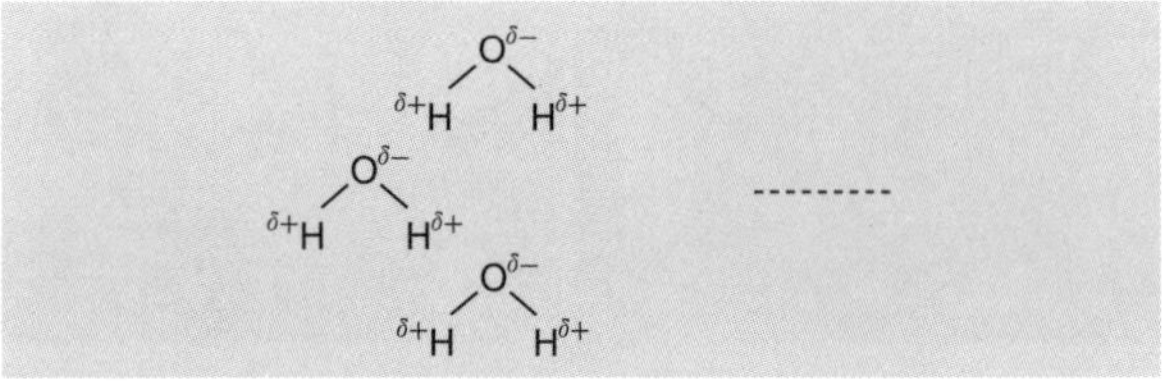

図 32　水は常温で液体となる　$\delta+$ と $\delta-$ は互いに引き合い，そのため常温で水は液体となる．O の代わりに S をもつ硫化水素は分子間の引力が弱いので気体となる．

力が強く、常温で水は液体となる（図32）。

一方、H_2S の S は電気陰性度が低い（二・五）ので分子間力が弱く、分子同士で引っ張り合わないので常温では気体なのである。H_2O と H_2S のこの分子間力の差は、沸点の違いでもわかる（H_2O は一〇〇℃、H_2S はマイナス六〇・七℃）。このため、硫化水素は地球の極寒地でも気体のままである。

硫化水素は無色の気体で燃焼する。硫化水素と空気の混合気体は燃焼して爆発することがあるので危険である。硫化水素は空気より重い（一・一九倍）ので、低地の窪地に残ることがある。よく野外の窪地や洞窟の中に入って、人や動物が死亡することがある。これは、硫化水素がそこにたまっていたためである。

硫化水素は非常に弱い酸である。水溶液では、以下のように二塩基酸としてプロトンを二つ与える。

$$H_2S \rightleftarrows H^+ + HS^- \qquad pK_a = 7.02$$
$$HS^- \rightleftarrows H^+ + S^{2-} \qquad pK_a = 13.9$$

通常、硫化水素の水溶液は無色であるが、長い間経つと濁ってくる。それはS^{2-}、HS^-がしだいに酸化されて固体のSとなり沈殿物が水に浮遊するからである。

天然に存在する硫化水素

日本は温泉大国で、全国津津浦浦どこにでも温泉がある。大部分の温泉はわずかながら硫化水素を含んでおり、温泉場や地獄谷に行くとつんと鼻に軽い異臭を感じる。日本の温泉のなかでも特に硫化水素が多いのは草津温泉である。私は二〇〇九年にこの有名な温泉を訪れた。風呂場にタイマーが置いてあったので驚いたが、宿のご主人によると「強酸性含硫化水素泉なので、短時間入浴が原則です。ただし、硫化水素の大半は湯畑で抜けています」とのこと。温泉や火山の硫化水素は地中の金属硫化物が酸の作用で生じたものである。

$$\text{MS（金属の硫化物）} + H_2O \xrightarrow{\text{酸性}} H_2S\uparrow$$

石油、天然ガスにも硫化水素は入っているが、大量に放出されるのは石油の精製のときである。石油中の硫黄Sの含有量は産地によってまちまちで、ガソリンにする前にSを取除かなければならない。そのためにH_2を入れてSをH_2Sにして石油から取除き、最終的にH_2SをSに酸化して除去する。その途中で、かなりの硫化水素が空気中に流れてゆくのである。石油精製のときに放出される硫化水素は、大気中にある硫化水素の一〇％と見なされている。

細菌のなかには、有機硫黄化合物や硫酸塩（SO_4^{2-}）をH_2と作用させて硫化水素を放出するものがいる。硫酸塩還元菌とよばれる一連の細菌は、この反応によってエネルギーを得て生存している。硫酸塩を利用する細菌の一例として*Desulfovibrio vulgaris*があげられる。よくドブに近づくと、つんと異臭を感じることがある。これはドブのなかの細菌が硫化水素を出しているためである。

硫化水素の毒性学

硫化水素は有毒で、ある年にアメリカで被害を受けた人数は一一三四人であり、死亡数は一三人であった。硫化水素は体に対してただ一種の毒性を示すだけでなく多様な毒性をもつ。そのなかでも神経系統に対する中毒は顕著である。局部的な毒性があるのみならず、全身的な中毒症状も示す。空気中の〇・一～〇・二％の濃度で死に至る。これはS^{2-}がシトクロム酸化酵素系のヘム鉄と結合して酸素との結合を阻害し、細胞の呼吸を停止させるためである。

中毒症状としては、眼、皮膚、粘膜に対しての刺激作用、嘔吐、呼吸困難、頭痛、発汗、めまい、脱力、昏睡、肺浮腫、低血圧、不整脈がみられる。

硫化水素は空気より重いので、誰かが建物の二～三階で硫化水素を使って自殺しようとした場合、自殺する本人のみならず、階下にいる無関係の人たちの命まで奪うかもしれない。実際、二〇〇八年に硫化水素による自殺が多発した際には、同居する家族や救急隊員、警察官を巻き込む二次被害

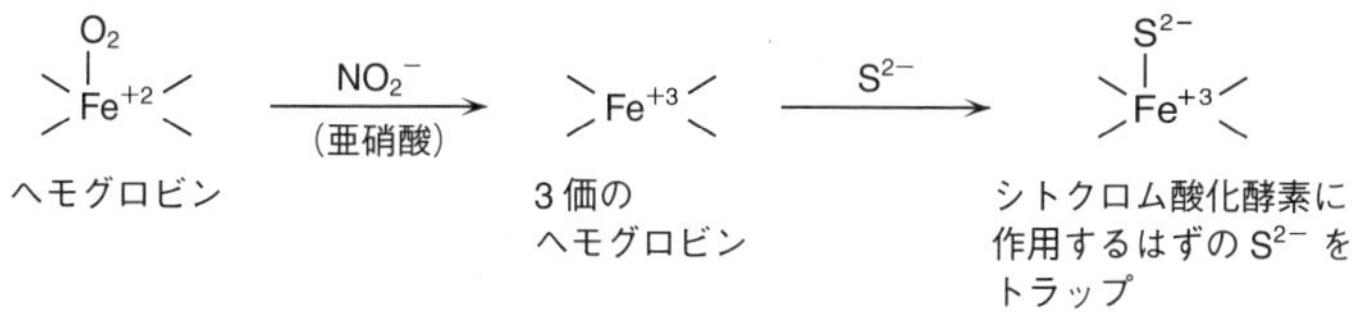

図 33　亜硝酸によるヘモグロビンの酸化（治療法）

が起こった。アメリカでも被害を受けたり死亡する人たちのかなりの部分が救急隊員、そばにいた人、職業として硫化水素に接触する人たちである。

硫化水素はごく微量（〇・〇〇〇四一ppm）で異臭を感じるので、硫化水素だと気づいたら、すぐに現場から離れる、あるいは風上や高い所に移動するべきである。仮に付近に人が倒れていた場合でも、硫化水素による中毒の可能性が高いので、すぐに助けてはいけない。人を助ける前にまず自分を防護しないといけない。それには化学防護服や防毒マスクをつけることが必要である（写真16）。硫化水素の濃度が高い場合は銅貨が変色するので硫化水素であるとわかる。

救急法

硫化水素を吸った人の治療には亜硝酸塩を使う。その原理はヘモグロビンの二価のヘム鉄を三価に酸化して、硫化物に対してシトクロム酸化酵素の三価のヘム鉄と競合することで、シトクロム酸化酵素系を保護するというものである（図33）。そのため、硫化水素に曝露後ただちに投与しなければならない。また、劇的な効果は期待できない。硫化水素は体内で速やかに分解されるため、亜硝酸塩の投与は無意味とする人もいる。

酸素吸入も必要であるが、それができない場合は患者を風通しのよい場所

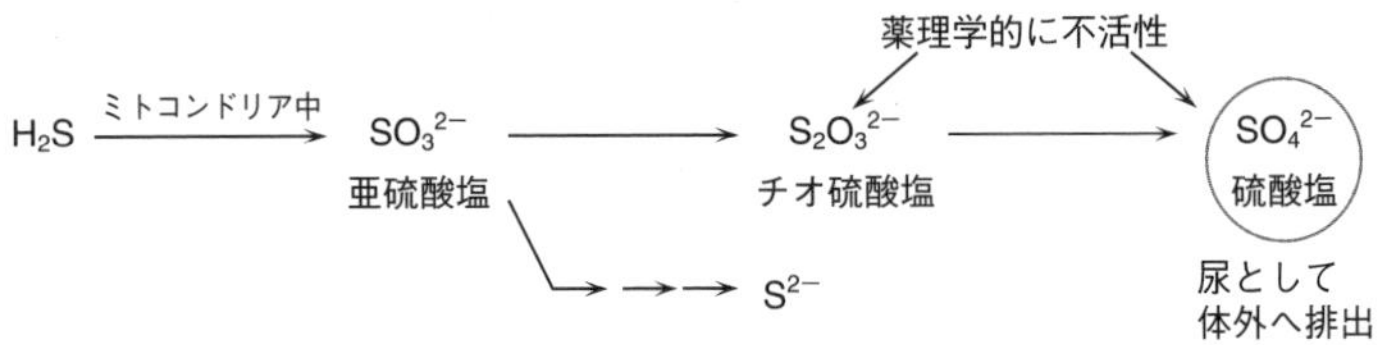

図 34　硫化水素の体内代謝（主要な解毒経路となる肝臓での酸化）

に寝かすのも一つの方法である。急性肺傷害の患者には「気管挿管」や「人工呼吸器」による救助が必要である。

Sを含んだ化合物は体内で代謝されてSO_3^{2-}になり、これはさらに図34のように代謝される。多量の硫化水素を吸入すると死に至るが、少量の吸入で生存した人の体内で硫化水素も図34のように代謝される。

楽にもきれいにも死ねない硫化水素

日本で硫化水素による自殺が増えたのは、インターネットで自殺の方法として紹介されたからだと述べた。その要点は、①製法が簡単、②楽に死ねるという二点であった。

確かに①の点はそのとおりで、硫化水素をつくるのは比較的簡単である。しかし②の点「楽に死ねる」というのは、必ずしも正しくはない。硫化水素は局所、全身、肺をおかすので、硫化水素を吸うと呼吸器系統への傷害からひどい痛みを感じ、強い頭痛に襲われ、嘔吐で苦しむはずである。粘膜性組織は硫化水素で壊されやすく、特に眼は弱い。硫化水素を吸うと鼻から体に入るので、鼻・口・喉・気管などが壊死しやすい。通常、粘膜性組織が壊されると痛みを感じる。

また、死後は皮膚や粘膜が青紫色になり筋肉弛緩により、便や尿があたりに散らばる。したがって、硫化水素による自殺は必ずしも楽な死に方ではないし、きれいな死に方でもなく、死後、その屍体を片づける人に迷惑をかけるものとなる。

F　化学の負の遺産——旧日本軍の遺棄した化学兵器

中国各地や日本国内で、旧日本軍が遺棄した毒ガス兵器の処理が、戦後七〇年近く経った今も問題になっている。

日本での毒ガス研究は、一九一八年、陸軍省内に「臨時毒瓦斯(がす)調査委員会」が設立されたことに端を発する。翌一九一九年に陸軍科学研究所が発足し、化学兵器の研究が正式に始まった。一九二五年に日本政府はジュネーブ毒ガス議定書に調印したが、化学戦の準備は着々と進められた。一九二八年には広島県の大久野島で毒ガス生産が開始された。

日本が初めて毒ガスを使ったのは、一九三〇年の台湾霧社(むしゃ)事件である。この事件は台湾の原住民タイヤル族による最後のかつ一番規模の大きい反日事件であった。タイヤル族の武器は、原始的な鉄砲、槍、弓の程度であったが、中央山脈三〇〇〇メートルの険しい山岳地での戦いであったので、日本軍は苦労した。日本軍はマスタードガス（イペリット）を使用することには躊躇したので、代わりに「みどり筒」（塩化アセトフェノン）を使用した（図35）。これは催涙剤の一種で毒ガスのなかでも作用が一番軽いものである。

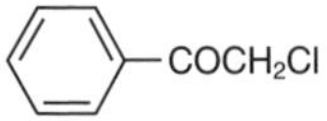

図 35　塩化アセトフェノン

毒ガスの製造は陸軍と海軍が別々に行うようになり、日中戦争ではよく使用された。当時の中国軍の装備は非常に貧弱で防毒設備をもっていなかったので、日本軍は毒ガスを自由に使って、中国軍に多大の損害を与えた。やがて一九四一年に太平洋戦争が始まり、日本はアメリカ、イギリス、オランダなどを相手に大戦争をしたが、このときは毒ガスの使用を禁止した。おそらく、アメリカ・イギリス軍が大量の毒ガス兵器で報復してくるのを恐れたためであった。このことからもわかるように、毒ガスというものは相手がもっていないとわかれば、こちらは平気で使うものである。化学兵器には、相手を威嚇して使用させないような抑制効果がある。

旧日本軍の毒ガス——化学剤の種類

今では、強力な神経ガスや無能力剤のような新型毒ガスがあるが、当時の日本軍にはそういう毒ガスはなかった。当時の日本軍の所有していた毒ガスを表6に列記し、その性質を簡単に述べる。

旧日本軍の毒ガス——化学弾の種類

化学剤を敵地に送り込むためには、それを運搬しなければならない。そのためにいろいろな種類の化学弾を旧日本軍はもっていた。

表 6　日本軍の所有していた毒ガス

	旧日本軍での名称	成　分	化学式[a)]	作　用
びらん剤	きい剤	マスタード（イペリット）とルイサイトの混合物	マスタード：$S(CH_2CH_2Cl)_2$[HD] ルイサイド：$ClCH{=}CHAsCl_2$[L]	両者とも体と接触した部分に水泡を生じ，激痛を覚える．吸った場合，気管と肺を破壊する．ルイサイトのほうが作用が迅速である．
窒息剤	あお剤	ホスゲン	$COCl_2$	呼吸器系統の組織を破壊し，肺水腫を起こして呼吸が困難となり死に至る．
血液剤	ちゃ剤	シアン化水素	HCN[AC]	細胞内のシトクロム$_C$オキシゲナーゼと結合し，細胞死を起こし，全身酸素欠乏で死に至る．
くしゃみ剤（嘔吐剤）	あか剤	ジフェニルシアノアルシン	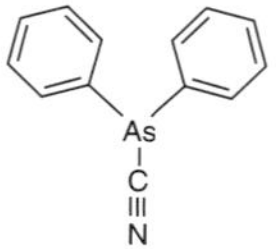 [DC]	粘膜に作用し，嘔吐をひき起こし，行動が不能となり死に至る．ヒ素を含んでいるので，大量ではヒ素急性中毒を起こす．
		ジフェニルクロロアルシン	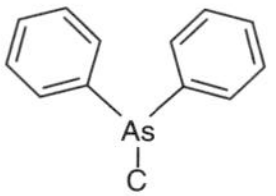 [DA]	
催眠剤	みどり剤	塩化アセトフェノン	C_8H_7ClO	毒性が強いので死亡はまれであるが，眼を刺激し，催涙作用を起こす．

a）［　］括弧内はアメリカ軍記号

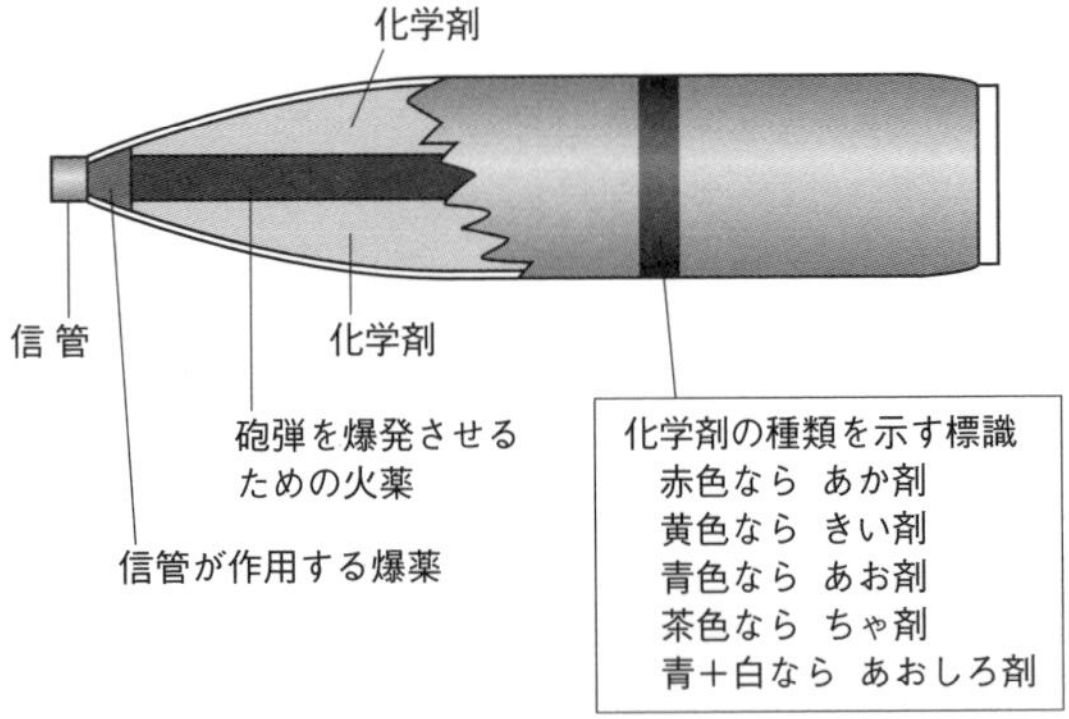

図 36　化学弾の構造　旧日本軍の化学砲弾の前部（中の構造を一部示した）と後部．化学砲弾の真中より少しうしろの部分に色で化学剤の種類を示すための標識がある．

（1）大砲用の砲弾（七五ミリメートル、一〇五ミリメートル、一五〇ミリメートル）：きい弾、あか弾、あおしろ弾、ちゃ弾

（2）追撃砲用の砲弾（九〇ミリメートル）：きい弾、あか弾、ちゃ弾

（3）有毒発煙筒：あか筒、みどり筒

（4）拳銃用：みどり弾

（5）手榴弾、擲弾筒用：あか曳手榴弾、みどり曳手榴弾、手投げちゃ瓶

（6）爆　弾：きい弾、あか弾、あおしろ弾、ちゃ弾

化学砲弾に含まれる成分を見分けるため、砲弾の外殻についている標識は成分ごとに色が異なり、識別できるようになっている（図36）。

中国に遺棄された旧日本軍の化学兵器

一九四五年、終戦と同時に日本軍は毒ガス戦に従

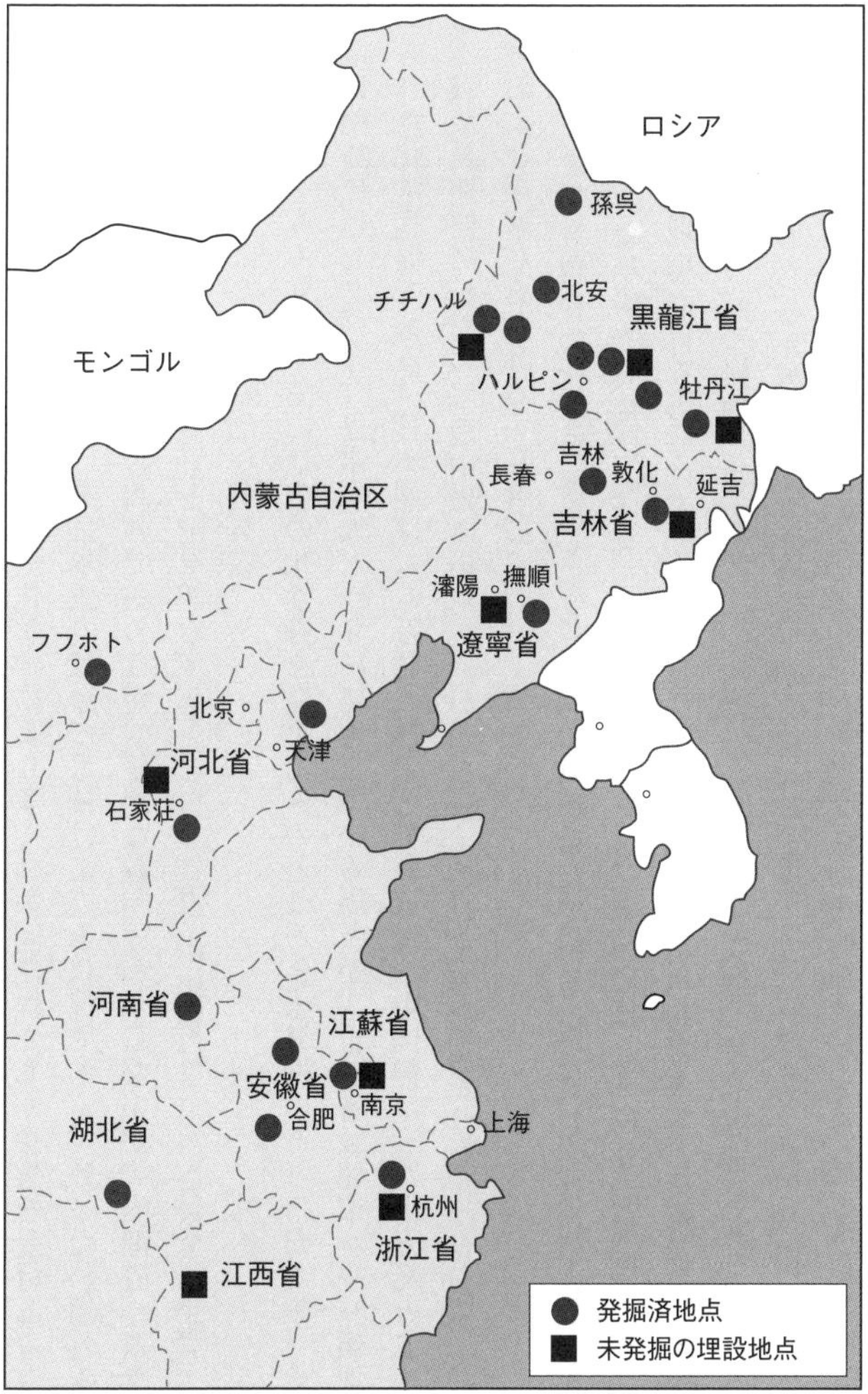

図 37　遺棄化学兵器の分布状況［内閣府遺棄化学兵器処理担当室公開のデータより（2002 年 10 月発表）］

事したことを隠ぺいするために、化学弾を地中、川、湖、池、山中に埋めたり放棄したりした。終戦後何十年も経ったのち、遺棄された化学弾により多くの中国農民たちが被害を受けるなど、負の遺産として残り、その後片づけを日本政府は今でも続けている状況である。いったい旧日本軍はどれくらいの化学弾を地中に埋めたのであろうか。確かな数字はわからないが、内閣府「遺棄化学兵器処理担当室」の公式発表では七〇万発となっている。一方、中国側は二〇〇万発と主張しており、日中両国の推算に大きい隔たりがある。

中国全域をみると、すでに地中の化学弾を発掘済みのところと未発掘のところがある。それらの場所は図37に示した。今、日本が大がかりに処理している場所が、吉林省敦化市ハルバ嶺地区に埋められた化学兵器である。日本側は六七万発と推定しているが、中国側は一八〇万発と主張している。戦後長期間にわたって地中に埋められていたため、これまで発掘された化学兵器の大部分に、腐食および損壊がみられる（写真17）。

アメリカでも現存の化学兵器をどんどん破壊処理をしているが、これらは化学兵器処理所のように固定した場所で大量に破壊されている。しかし、中国にはそういう大規模な処理場がなく、移動式処理場で行うので、なかなか処理が進まないのが現状である。処理は日本国の責任なので、二つの方法で処理している。一つはアメリカ陸軍と同じで高温で焼きつくしてしまう方式である。もちろん先に火薬を除いてから行う。もう一つは爆発させて高温で焼却する方式である。最近、日本側は二つめの方式の大規模な移動式処理場をつくり、南京で処理している。

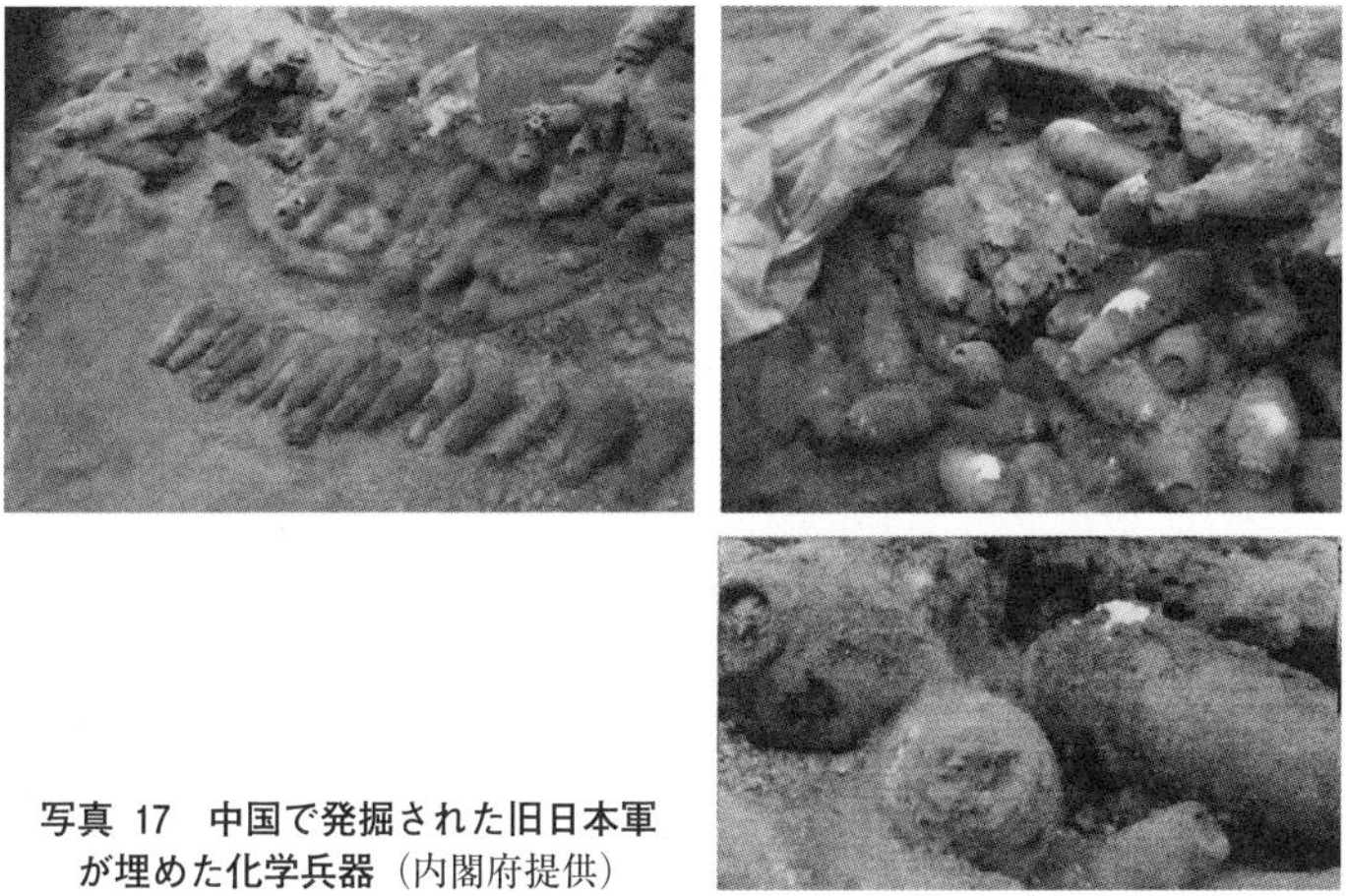

写真 17　中国で発掘された旧日本軍が埋めた化学兵器（内閣府提供）

化学兵器の処理の手順と原理は下記のとおりである。

（1）化学弾を「爆破チャンバー」に入れて、爆発させて高熱で焼却する。

（2）爆発したときに容積が拡張するので、「膨張タンク」が爆破チャンバーにくっついている。

（3）爆破したときの排気ガスを処理する設備で排ガスを浄化する。

処理の方針についても日中両政府で意見が合わない。日本側は段階的処理をして、その結果を見ながらつぎの処理法を改良しながら行うという考えである。しかし中国側は一度に全部処理したいという。また、中国は処理費用を先に全部くれたら、後は中国側で処理するとも主張している。

日中両国のため、一日も早く第二次世界大戦の負の遺産を解決したいものである。

日本国内に遺棄された化学兵器

最近、日本各地でも旧日本軍が地中に埋めたとされる化学兵器が現れ、問題になっている。基本的には、中国で埋めた化学兵器と日本で見つかった化学兵器は同じである。いずれも旧日本軍が戦時中に製造して終戦後に埋めたものである。

［**事例①**］二〇〇二年九月、神奈川県高座郡寒川町にある旧海軍相模工廠跡地で、さがみ縦貫道路の工事現場からマスタードガス（イペリット）、塩化アセトフェノン、ルイサイトなどが発見された。

［**事例②**］二〇〇三年四月には、神奈川県平塚市で約三〇個のガラス瓶が発見された。分析の結果、瓶からはシアン化水素（青酸）が検出された。

［**事例③**］広島県大久野島では、一九九九年三月に九発のあか筒が発見された。あか筒はくしゃみ剤を含んだ有毒発煙筒である。

［**事例④**］二〇〇三年三月、茨城県神栖の複数の井戸からヒ素が発見された。付近の土壌を検査したところ、毒ガスに起因すると考えられるジフェニルアルシン酸が検出された。

環境汚染の問題

事例①のさがみ縦貫道路建設現場で発見されたのは、びらん剤の一種であるマスタードガスと、催涙剤の一種である塩化アセトフェノンであり、作業員に発疹やかぶれなどの症状があったが、付近の住民にはあまり影響がなかった（旧日本軍の毒ガスなどについて。平成十五年八月、環境省報告）。

事例②の平塚では「球状のガラス瓶」を発見した作業員が刺激臭を感じ、頭痛を訴えた。検査の結果、ガラス瓶からは硫酸が検出された。環境省の報告では、このガラス瓶が何であるかについては言及されていないが、実はこれは旧日本軍の化学手榴弾である。化学剤は通常爆弾、砲弾、ロケット弾のなかに入れられることはよく知られている。化学手榴弾と聞いて驚くかもしれないが、各国でよく使われている。あるとき、私のオフィスにアメリカ海軍の特殊部隊 Seal の将校が訪ねてきて、イラク政府がクルド人を掃討するときに、猛毒のシアン化水素（HCN）が発生する化学手榴弾を使ったが、その構造を教えてくれと聞きにきたことがある。私はそんな兵器の構造を知るはずもないが、彼は上官の命令で私に聞きに来たから何か返事してくれという。しょうがないから、おそらく手榴弾が二部に分かれており、一部には硫酸、もう一部にはシアン化ナトリウム（NaCN）またはシアン化カリウム（KCN）が入っているのだろう。活性化させると二つの薬品が混ざって HCN が出るのだろうと説明した。

$$2KCN + H_2SO_4 \longrightarrow 2HCN + K_2SO_4$$

するとその将校はいきなり立ち上がり、私の肩をたたいて"That's it（それだ）"、化学手榴弾が爆発したときに地面に硫酸があった。貴方の説明は正しいです。今からすぐに上官に報告しますと言って帰って行った。間違って説明したらよくないと思ったので、後でスペイン国防省の化学将校

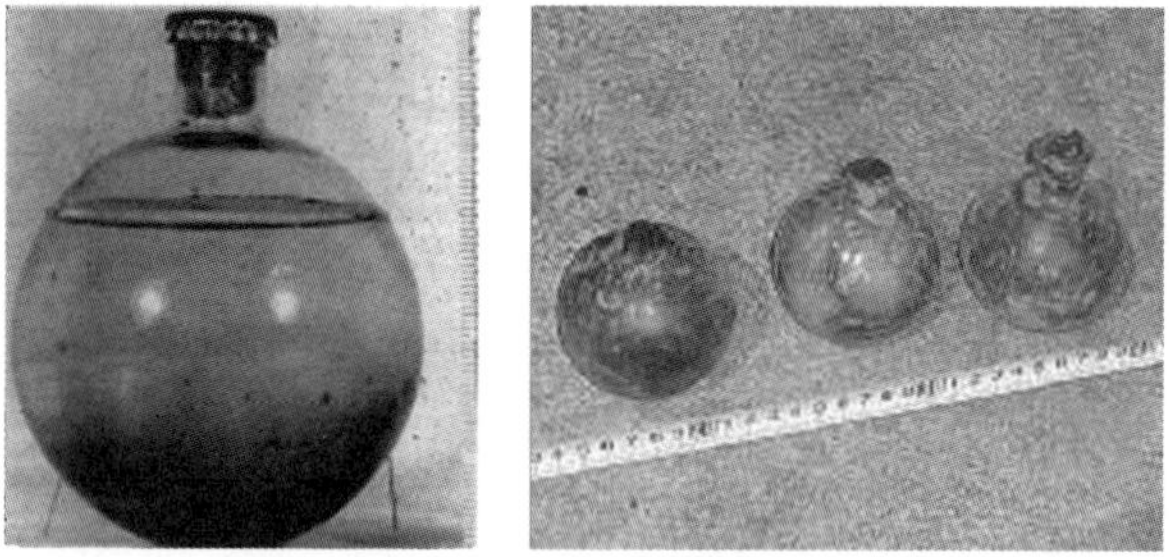

写真 18　旧日本軍の化学手榴弾　（左）1945年フィリピンで発見，スペイン国防省化学将校 Major René Pita 氏提供．（右）2003年平塚市で発見．

Major René Pita 氏に問い合わせたら、私の説明は正しいとのことであった。そして驚くことに旧日本軍の化学手榴弾の写真を送ってきた（写真18）。

平塚市で発見された「球状のガラス瓶」の写真を見ると、このスペインから送られた写真と全く同じであった。旧日本軍の場合は、使うすぐ前にシアン化カリウムに硫酸を入れ、ふたをして敵に投げつける方式である。

事例③の大久野島は瀬戸内海にある一小島で、昭和四年から二十年までの間にここであらゆる毒ガスが生産された。その種類は、マスタードガス、ルイサイト、ジフェニルシアノアルシン、塩化アセトフェノン、青酸、ホスゲンなどがあげられる。それらの被害は、昔この工場に勤めた人たちの後遺症として現れており、これらは詳細に報告されているので、興味のある人は、下記の原論文を参照されたい。

広島医学Ⅵ、二一八～二二一頁（昭二十八）
日本胸部臨床、二八巻、第七号（昭四十四）四八九頁
広島医学、二一巻、No.四、（一九六八）二三七～二六四頁
日胸、XXⅧ　四九〇～四九六頁（一九六九）

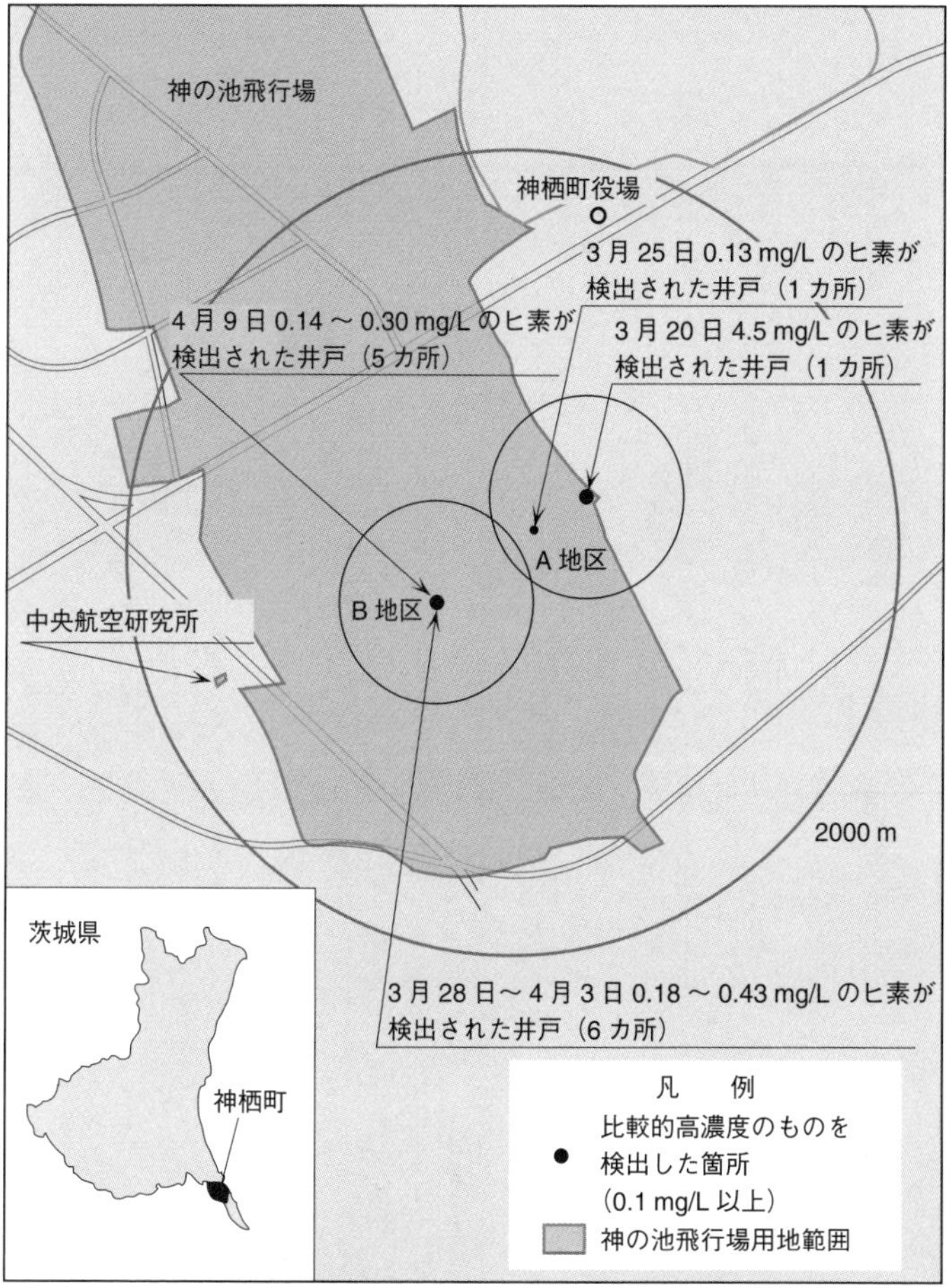

図 38　茨城県神栖における井戸水のヒ素汚染
（茨城県報告書をもとに作成）

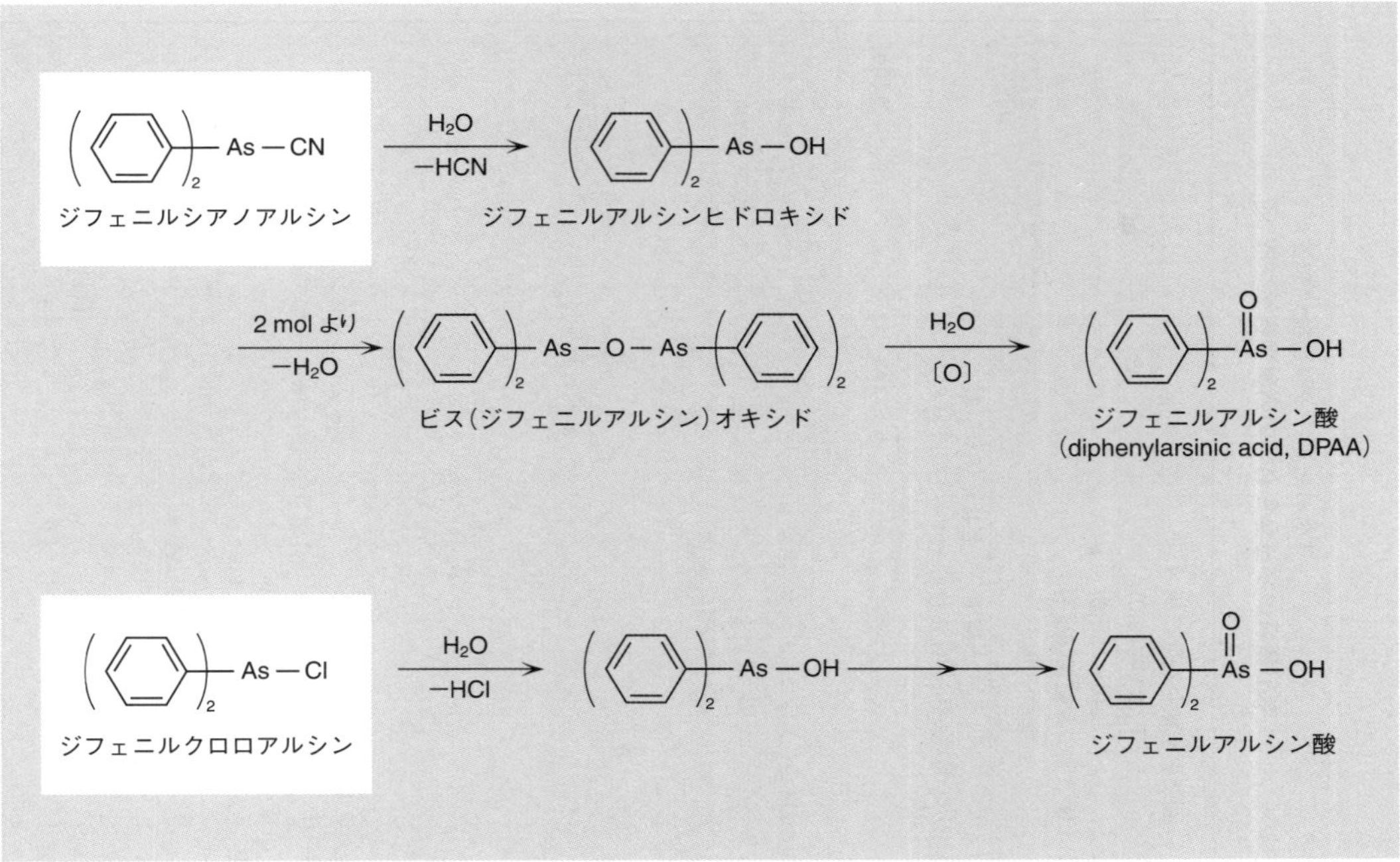

図 39 「あか剤」の成分の分解反応

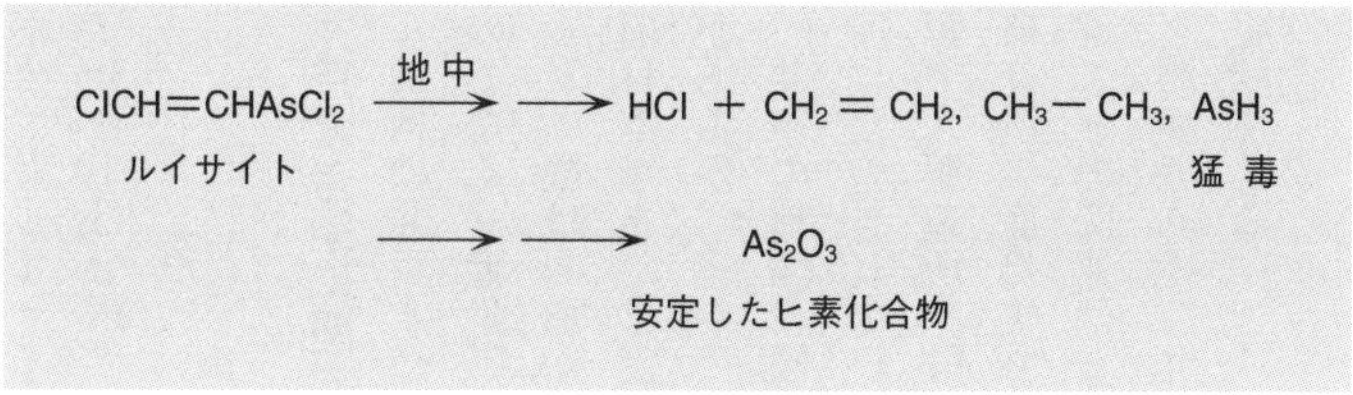

図 40　ルイサイトの分解経路

化学兵器が原因と疑われた環境汚染で一番問題となったのは、事例④の神栖における井戸水の飲用水汚染である。茨城県衛生研究所による検査の結果、水準基準値（〇・〇一 mg/L）の四五〇倍もの濃度のヒ素が検出された（図38）。

汚染された井戸水を飲んだ人たちからは、ふらつき、歩きにくい、歩けない、手がふるえる、手足に力が入らない、体が疲れるなどの症状の訴えが出た（神栖町木崎地区のヒ素汚染について。平成十五年五月二十六日、茨城県報告書）。

くわしい検査の結果、ジフェニルアルシン酸などのジフェニルアルシン系の化合物が数種類検出された。これらは旧日本軍が製造した「あか剤」毒ガスが分解したものであると疑われた。「あか剤」はジフェニルシアノアルシンとジフェニルクロロアルシン（表6）の混合物で、中国戦線でよく使われた毒ガス弾である。ジフェニルシアノアルシンとジフェニルクロロアルシンは、図39に示したように分解され、ともにジフェニルアルシン酸になる。しかしながら、あか剤の筒などの毒ガス弾は周辺から発見されなかった。

旧日本軍の所有していた毒ガスでヒ素を含んだものには、びらん剤の一種であるルイサイトもあり、旧日本軍は「きい剤」とよんで、マスタードガスとルイサイトの混合物を使っていた。神栖ではルイサイトの分解物は発見されなかった。ルイサイトは分解すると、図40のような経路で安定したヒ素化合物になる。

井戸水汚染に関する別の説

神栖の井戸水がヒ素で汚染されていることは事実であるが、それは遺棄された化学兵器によるものでなく、近年不法投棄された廃棄物が原因であることがわかってきた。検出されたジフェニルアルシン酸は「あか剤」の分解物でなく、それをつくる「原料」だったという説明である。終戦後に旧日本軍または没収した連合国軍が農業用殺虫剤の一部として払い下げたのではないかという疑いがあるが、定かではない。

井戸の地図（図38）をみてみると、高濃度のヒ素が検出されたのは、A地区とB地区の大体二カ所に限定されている。この付近には旧日本軍の神の池飛行場（中央航空研究所用地）があったが、毒ガス製造所や貯蔵所はなかったようである。神栖の歴史をみてみると、戦争中には内閣中央航空研究所の鹿島実験場や「人間爆弾」桜花の特攻訓練基地、沿岸防衛部隊や基地があったが、特に毒ガスとの関連はない。

終戦から七〇年近くの歳月が過ぎ、いろいろな事実が風化して、真相はいまだにわからないのが実状である。

G　生物テロの危険性——リボトキシン

世のなかには実に多くの毒素があり、おのおのその化学構造・作用機構は違う場合が多い。そのなかで、タンパク質生合成のときに必要なリボソームの作用を阻害する毒素（リボトキシン）が、近年、生物兵器の有力候補として恐れられ、注目されるようになった。リボトキシンは、細菌、植物の種、カビから分泌されるいくつかの毒性タンパク質であるが、その化学構造・作用機構には共通点や類似点が多い。作用のメカニズムを述べる前に、まず、それぞれの存在と病理について述べ、最後に共通点を総合的に述べる。

天然物由来のリボトキシン

植物由来のリボトキシンとしてリシンとアブリンがあり、細菌から分離されたものとして志賀毒素とベロ毒素がある。そのほかにカビ由来のリボトキシンがある。

昔、志賀毒素、ベロ毒素、リシン、アブリンは別々の毒素と思われていた。しかし、近年の研究の結果、この四つの毒素は非常によく似た同類の分子で、作用も同一であることがわかった。志賀毒素とベロ毒素が似ていることは、同じ細菌の毒であるから、一応了解できる。同じようにリシンとアブリンも植物の種から得られた毒なのでその同一性もうなずける。しかし、細菌と植物の種とでは生物界での位置づけが全然異なる。その生物界の二極点にある生物の毒素が全く同じであるということは、驚きに値する。それぞれについて以下に述べる。

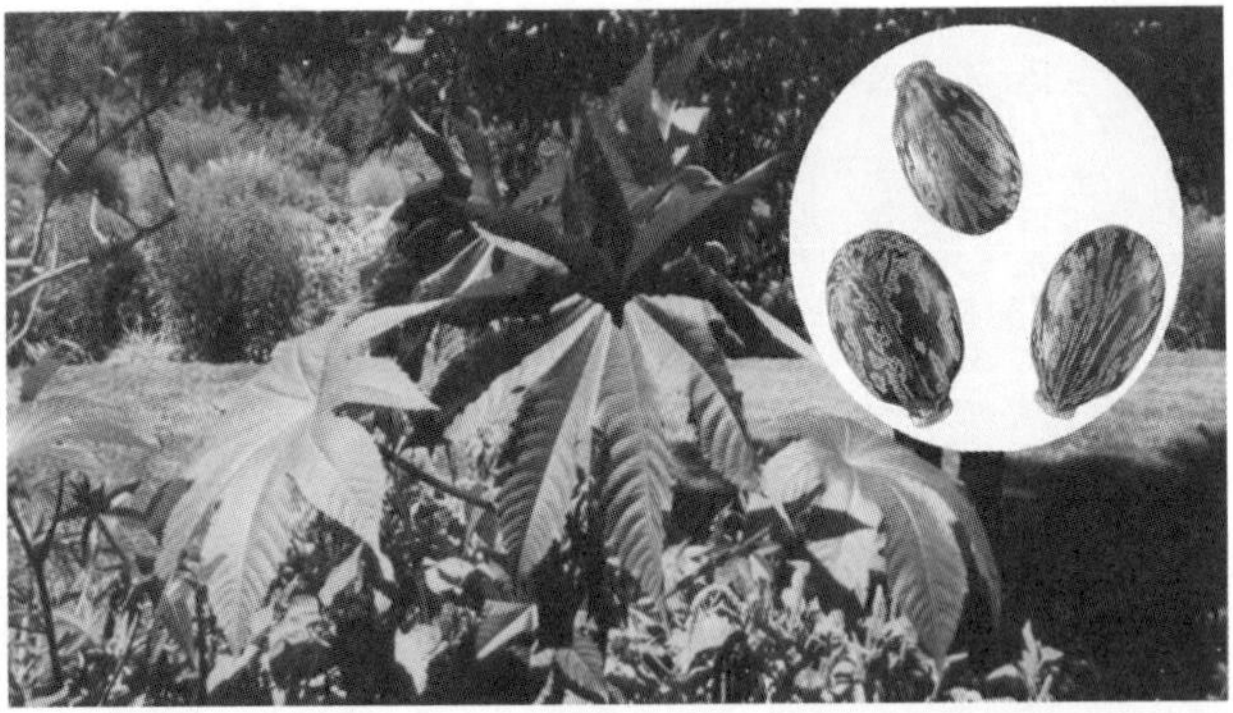

写真 19　ヒマ（デンバーの植物園にて筆者撮影）**とその種**

（1）ヒマの種にあるリボトキシン：リシン

日本語ではアミノ酸の lysine も毒素の ricin も「リシン」と訳しているが、両者は全然違うものなので要注意である。

リシン（ricin）の含まれるヒマ（*Ricinus communis*）は割とありふれた植物で、私は台湾、ブラジル、アメリカでも見かけた（写真19）。もちろん日本でもよく繁殖している植物である。このヒマの種に猛毒のリシンが含まれている。リシンは一八八八年エストニアのタルトゥ（Tartu）大学の薬理学教室でスティルマーク（P. H. Stillmark, 1860～1923）によって初めて分離された。この仕事は彼の博士論文であった。私はタルトゥ大学で講演したことがあり、講演の後に薬理学教室を訪ね、スティルマークのことを思い出しながらこの教室を歩いた。

リシンが有名なのは、毒素兵器として生物テロに使われる可能性が高い毒だからである。実際にブルガリア政府が、政府に反対しているイギリスとフランスのブルガリア人を暗殺したときに使ったのは有名である。そういうこともあり、リシンは生物テロの材料に使われる可能性が高いので注目され、よく研究されている。仮にリシンを毒ガスとして使った場合、二五平方キロメートルで半数の人口を殺すためには、約一トンのリシンが必要であると試算されている。リシンはヒマの種から簡単につくれるので、毒ガスとしての量を確保するのは問題ない。リシンによる中毒症状は、めまい、ひどい下痢、嘔吐、動悸、低血圧、そして発作が一週間ほど続く。実際には日常生活のなかでリシンの中毒になる人はほとんどない。皆ヒマの種は有毒であると知っているので、あえて種を食べる人はいないからである。リシン中毒への関心は、万が一、生物テロに使われた場合の被害を考慮に入れてのものである。

アメリカの疾病管理予防センター（CDC）は、人に対する毒性を、注射または経肺のルートで致死量五〇〇マイクログラムと予想している。だいたいヒマの種八つを食べると死亡する量である。リシンは体内でおもに胃腸系統に作用し、腸壁のなかに入って毒性を示す。リシンはタンパク質生合成を行うリボソームに作用するが、新しいタンパク質がつくれなくなるまでには若干時間がかかるので、中毒症状は体のなかに取入れられてから数時間または一日くらいしてから起こる。中毒の原因がリシンであると同定するためには、血液、血漿または尿の中のリシンを測定すればよい。

（2）トウアズキ（*Abrus precatorius*）の種子にあるリボトキシン：アブリン

アブリンも作用・化学構造の点からいうと、ほとんどリシンと同じ毒性をもつ糖タンパク質である。台湾でアブリンを研究している人がおり、その人の講演を聞いたことがある。その人が言うには、アブリンを置いているシャーレにはハエも寄ってこないそうである。ハエもアブリンが毒であることを知っているのだろう。

（3）赤痢菌がもつリボトキシン：志賀毒素

志賀毒素は志賀赤痢菌から分泌されたリボトキシンである。志賀赤痢菌は赤痢菌属の一種である。赤痢菌は抗原性の違いから、以下の四つの亜群に分かれている。

A亜群：*Shigella dysenteria*（志賀赤痢菌）
B亜群：*Shigella flexneri*
C亜群：*Shigella boydii*
D亜群：*Shigella sonnei*

細菌性赤痢は感染病の一種で、感染するとひどい下痢、血便、腹痛、嘔吐発熱を伴う。

（4）大腸菌O一五七がもつリボトキシン：ベロ毒素

大腸菌は無害な菌種が大部分であるが、なかには出血性の大腸炎を起こすものがある。そのなかで最も有名なのがO一五七である。アメリカでも日本でも、ときどき感染事件が起こり、死者を出すことも多い。腸管出血性大腸炎になると、腹痛、下痢、血便、嘔吐、発熱が起こり、細菌性赤痢と似た症状を起こす。

O一五七のベロ毒素は免疫学的に志賀毒素に近いので、はじめはShiga-like toxin（志賀毒素に類似の毒素）とよばれていた。しかしその後、志賀毒素とベロ毒素は同一の毒素であることがわかった。ベロ毒素の名前の由来は、アフリカのサル（green monkey）の腎細胞（kidney cells）をvero

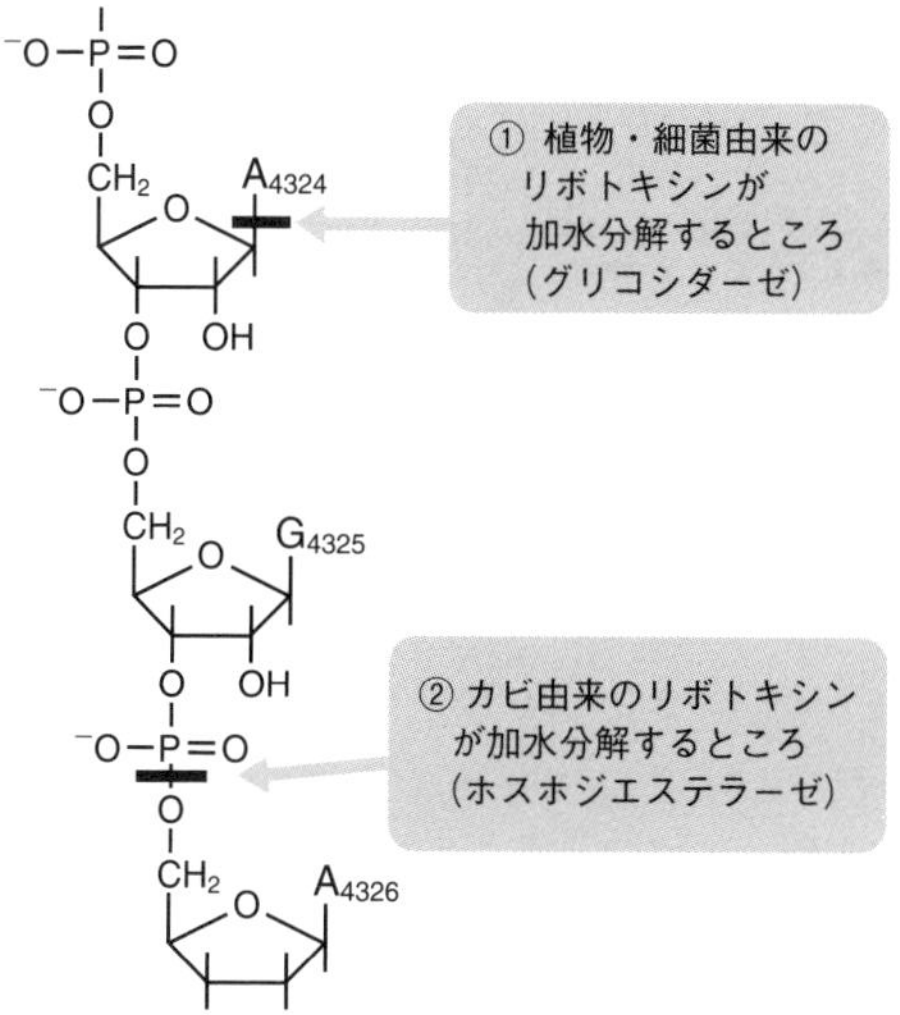

図 41　植物・細菌のリボトキシンのカビのリボトキシンは切断する結合は全く違うが，切断箇所が近い

cellsといい、それに対して毒性があることによる。今では志賀毒素と同じ毒素であることがわかったので、ベロ毒素とよんでもいいし、志賀毒素とよんでもいい。

（5）カビ由来のリボトキシン

カビは多くの毒素を分泌するが、そのなかでリボソームの作用を阻害するものが最近多く見つかった。以下ではそれらのリボトキシンを並べてみる。

Aspergillus giganteus：ギガンチン
Aspergillus fumigatus：マイトジリン（以前は AspF1 とよばれたこともあった）
Aspergillus clavatus：クラビン、α-サルシン

そのほかの *Aspergillus*（コウジカビ）や *Penicillium*（アオカビ）からもリボトキシンがどんどん発見され、それらのア

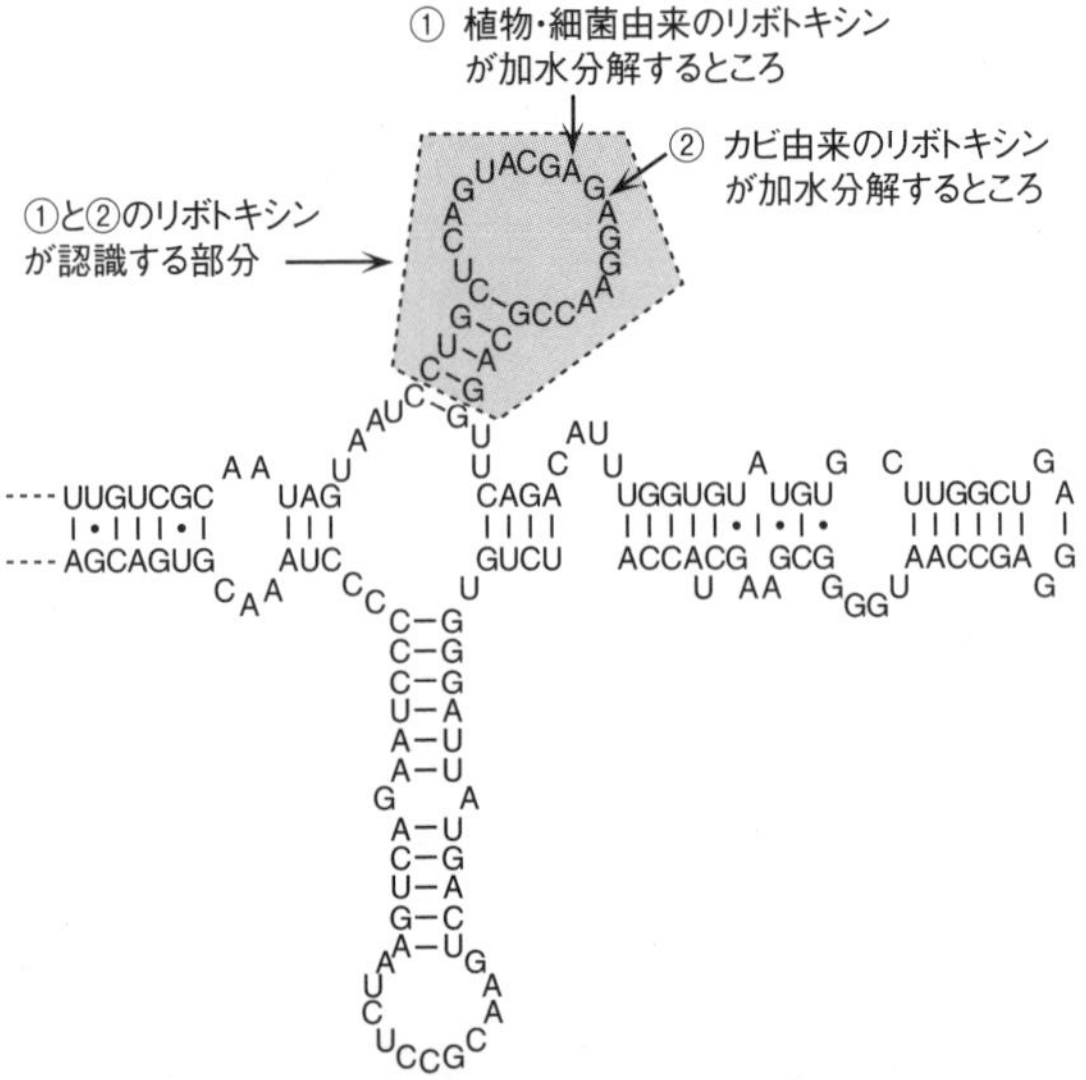

図 42　植物・細菌のリボトキシン（①）とカビのリボトキシン（②）は切断する 28S RNA 中の化学結合が全く異なるが，灰色の部分を認識するので切断の場所が近い（遠藤弥重太，「化学」，**43**，492（1998）の論文より）

ミノ酸の配列を比べてみると八五％以上が同じである。これらはグアニル特異的リボヌクレアーゼである。

こうしてみると、細菌、植物の種子のリボトキシンとカビのリボトキシンは、前者はグリコシダーゼであるのに対して、後者はホスホジエステラーゼであるから、全く異種のリボトキシンと思いがちである。しかし不思議なことは、その加水分解の位置が両者で非常に近いことである（図41）。

このことは図42を見ればより理解できると思う。同じリボトキシンでもその作用は異なるが、同じ28S RNAの非常に近いところに作用している。両者が加水分解する化学結合は違うので異種の酵素であることは明らかであるが、不思議にも28Ｓ ＲＮＡのおのおの一つの化学結合だけを切断して毒性を現す。

リシン、志賀毒素、ベロ毒素の構造

これらの毒素は皆類似の毒素であるが、文献をみると志賀毒素、ベロ毒素、リシン、アブリンは別々に述べられており、統一した名称でよばれていない。たとえばタンパク質の鎖でも「リシン毒素Ａ鎖」とか「志賀毒素Ａ鎖」などと同じものを別の呼称でよんでいることが多い。そこで、ここでは別々によばず、毒素といえばこの四つの毒素のことを意味し、Ａ鎖といえば前述の各毒素のＡ鎖のことで統一名称にして説明することにする。

Ａ鎖：糖タンパク質で分子量は三二〇〇〇
Ｂ鎖：糖タンパク質で分子量は三八五〇〇（Ｂ鎖は五つのサブユニットからなり、サブユニットの分子量は七七〇〇）

毒素はＡ鎖とＢ鎖がＳ–Ｓ結合で連結されているので（図43）、分子量は三二〇〇〇＋三八五〇〇＝七〇五〇〇である。毒素のターゲットは血管、腸壁、腎臓と肺であるが、大きい血管には作用しない。まず五つのＢ鎖サブユニットがターゲットの細胞壁に結合し、Ａ鎖が還元されてＢ鎖と別れ、そののち細胞内に入る（図43）。

リボソームはタンパク質生合成のときにテンプレートとして必要である。リボソームはタンパク

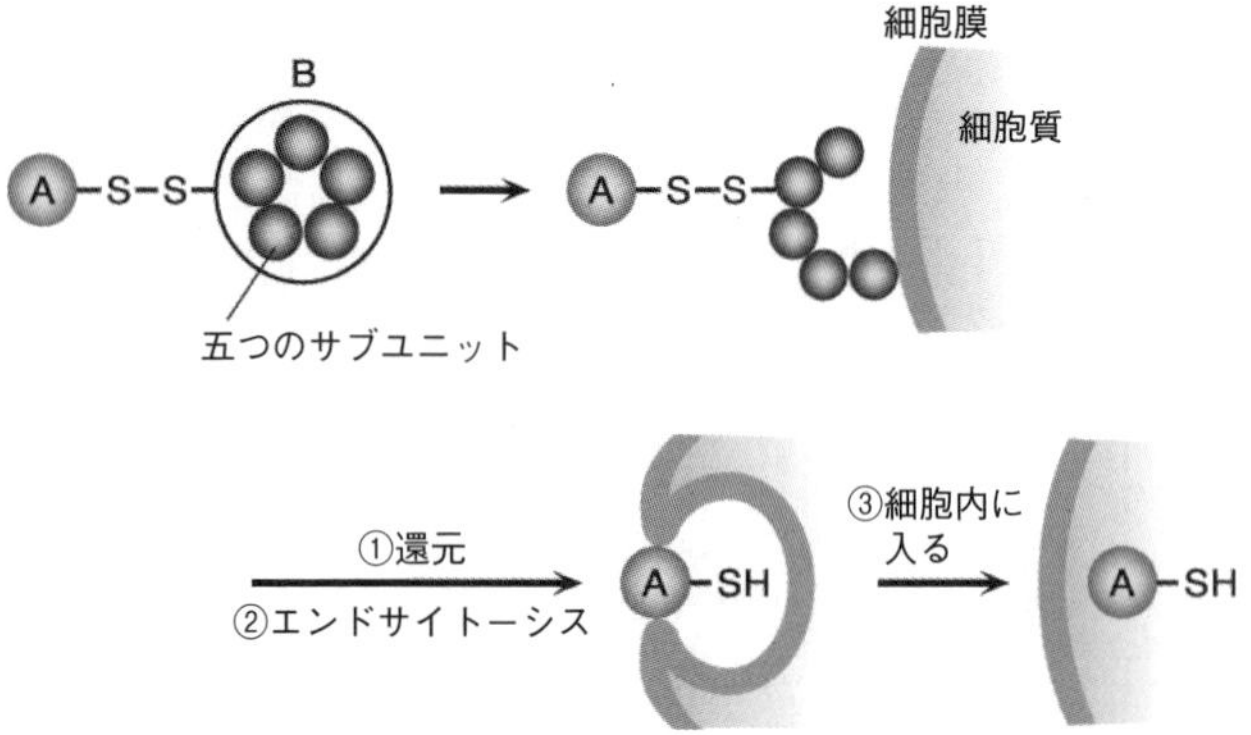

図 43　毒素がターゲット細胞内に入る機作

質と核酸が結合した核タンパク質で、いろいろと分子量の違った核タンパク質より成り立っている。高分子なので通常は分子量でなく、その大きさは沈降係数(S)で表現される。真核生物のリボソームは80Sで表現される。80Sは40Sと60Sの核タンパク質より構成されている。40SのなかのRNAは18S RNAより成り立ち、60SのなかのRNAは5S RNA、5.8S RNA、28S RNAである。ここでいうRNAはリボソームを構成しているRNAなので、リボソームRNA(rRNA)とも書かれるが、ここではrを省略した。

志賀毒素、ベロ毒素、リシン、アブリンが作用するのは、28S RNAである。28S RNAには何千もの塩基があるが、毒素が作用するのはA_{4324}のグリコシド結合だけで、ここを加水分解する(図41①)。毒素はグリコシダーゼとして作用する。

生物兵器の視点からみたリボトキシン

リシンが毒素兵器の有力候補であり、皆から恐れられているということはすでに述べた。リシンは、所詮は物質なので、ばらまいてもその付近だけに有効で非常に局地的である。

　しかし、志賀赤痢菌や大腸菌O一五七を使って感染が広まると、結果的にはリシンを広くばらまいたと同じか、それ以上の結果になる。また、カビが生物兵器として使われるといろいろな穀物で繁殖し、それを食べた人たちが死ぬことになる。志賀赤痢菌や大腸菌O一五七はまだ生物兵器としてあまり重要視されていないのはいいことである。いつまでもそうであってもらいたいものである。

H　戦争でばらまかれる廃棄物——劣化ウラン

劣化ウランとは

　天然のウランはウラン二三八（九九・二七％）、ウラン二三五（〇・七二％）、ウラン二三四（〇・〇〇五五％）の三種の放射性同位元素の混合物である。大部分は質量数が二三八のウランであり、原子爆弾や原子力発電に使われるのは、ほんの微量に存在するウラン二三五である。原子爆弾や原子力発電に利用するために、この微量なウラン二三五を天然のウランの混合物から取出した残りの廃棄物を、劣化ウラン（depleted uranium : DU）という。通常の劣化ウランの成分はつぎのとおりである。

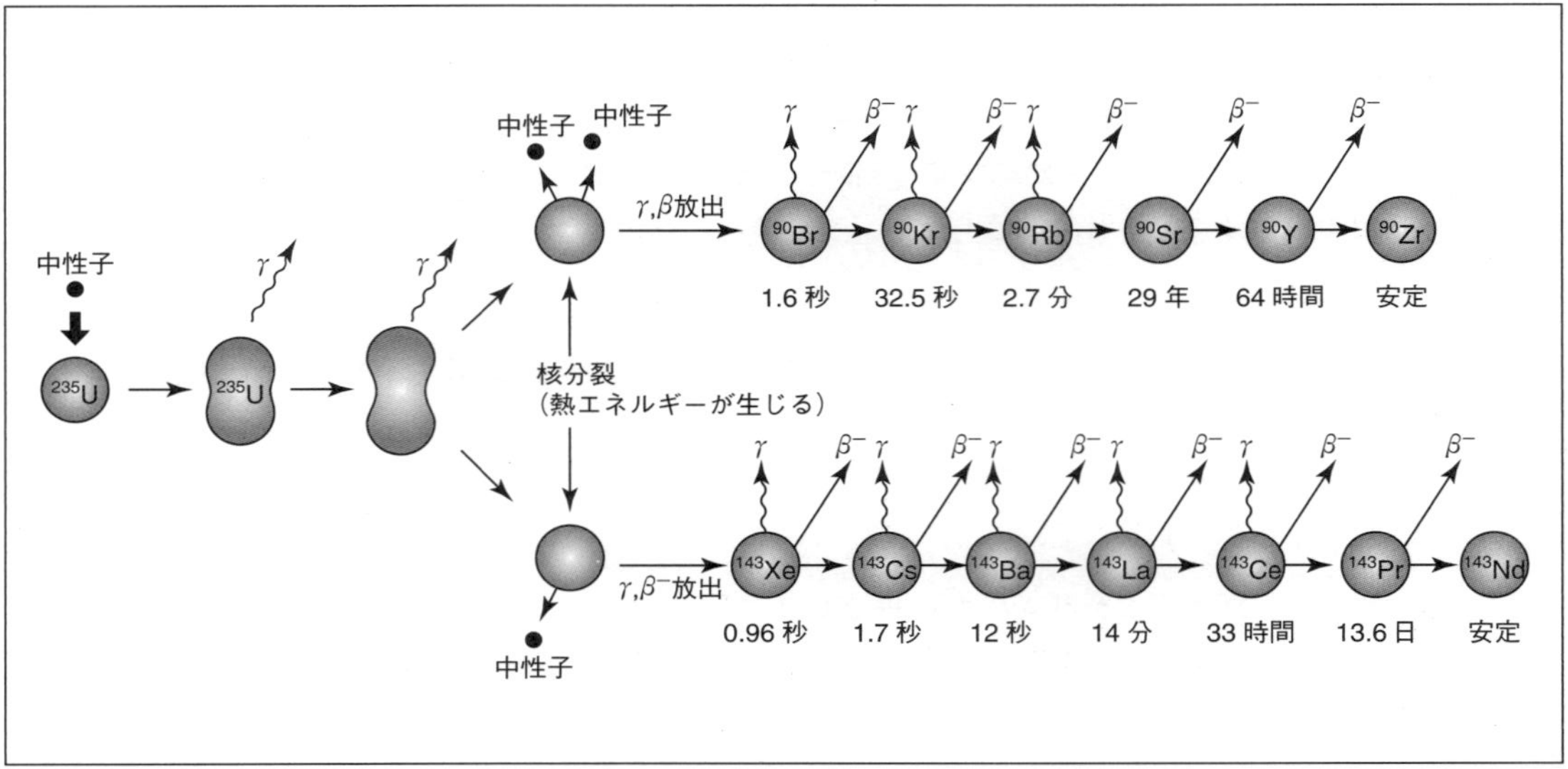

図 44　ウラン 235 の核分裂で生じる放射線（A. T. Tu 著「中毒学概論―毒の科学」, p.74 を一部改変）

ウラン二三八（九九・八％）、ウラン二三五（〇・二％）、ウラン二三四（〇・〇〇一％）つまり、ウラン二三八が少しばかり濃縮し、ウラン二三五とウラン二三四が少しばかり減ったものである。

原子爆弾や原子力発電のためには、ウラン二三五を核分裂させた際の熱が利用される（図44）。実際にはウラン二三八も中性子を取って核分裂を起こしうるが、非常に大きなエネルギーで中性子を衝突させないといけない。エネルギーの低い熱中性子（thermal energy neutron）では核分裂は起こらず、中性子を吸収してウラン二三八（原子番号九二）がプルトニウム二三九（原子番号九四）になる。プルトニウム二三九自体は別の原子爆弾の材料になる。

劣化ウランの用途

劣化ウランは、原子爆弾や原子力発電に利用できるウラン二三五を取除いた後の廃棄物と述べたが、廃棄物の量がほんの少しなら問題ない。しかし廃棄物がたくさんたまると、その処分は頭痛の種となる。いったい劣化ウランの量は世界全体でどれくらいあるのであろうか。以下に概算を示す（WISE Uranium Project（2002）より）。

アメリカ　四八〇〇〇〇トン
ロ シ ア　四六〇〇〇〇トン
フランス　一九〇〇〇〇トン

イギリス　三〇〇〇〇トン
日本　一〇〇〇〇トン
中国　二〇〇〇トン
韓国　二〇〇トン

世界全体での劣化ウランの総量は、一一八万八二七三トンである（二〇〇二年）。人はこういう問題に直面すると、すぐに何か有用なものに利用できないかと考える。劣化ウランも例外ではなく、いろいろな物に利用される。鉄（七・八七グラム）の二・五倍近い。そのため、飛行機のバランスをとるための平衡おもり（counter weight）として使われる。また、放射線の遮蔽物（shield）としても使われる。しかし一番よく使われるのは、戦車の鉄鋼を貫通するための砲弾としてである。なぜ貫通用として使われるのであろうか。

劣化ウランの相対密度は非常に大きく、一立方センチメートル当たり一九・一グラムもある。

鉄砲の弾にしろ、砲弾にしろ、爆発する前にその物と衝突するときの衝撃の度合は、質量 m と速度 v による。

$$衝撃の力 = m \cdot v$$

通常の砲弾は鉄によってつくられている。鉄の質量が五五・八であるのに対して、ウランは二三八である。このため、砲弾の殻をウランでつくれば、同じ大きさの砲弾でも、その衝撃の力は

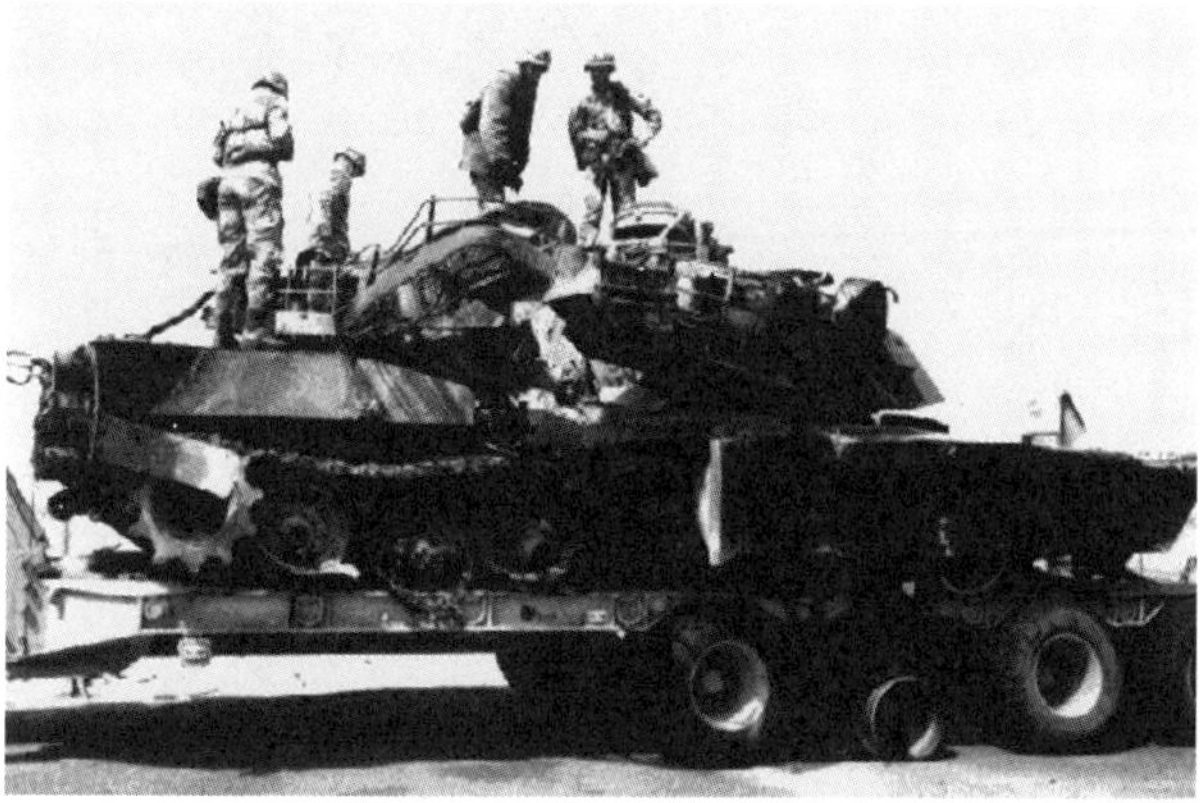

写真 20　劣化ウラン弾で誤って破壊された米軍の戦車
（米国防総省のホームページより）

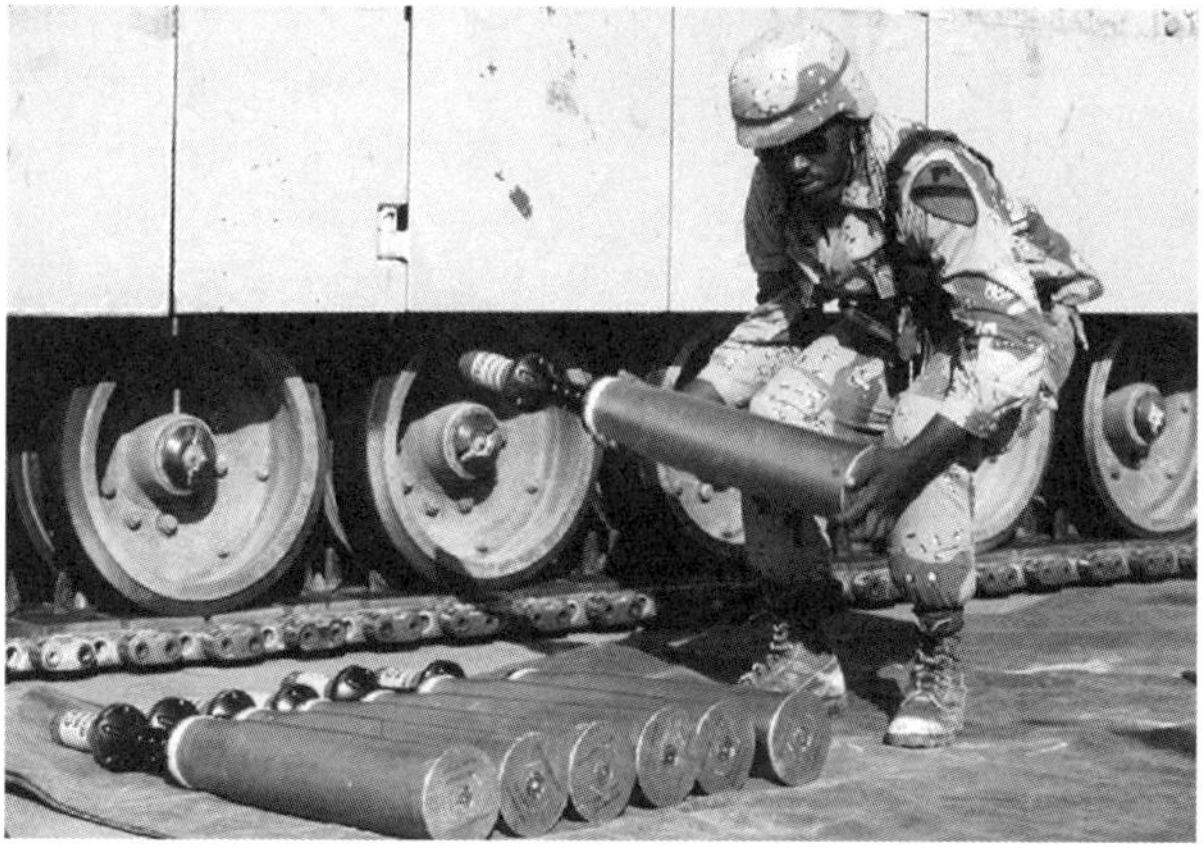

写真 21　劣化ウランが使われた砲弾（米国防総省のホームページより）

二三八／五五・八＝四・二七倍大きくなる。劣化ウランでつくられた砲弾は、戦車の鉄鋼の外殻を突き抜けて戦車のなかで爆発する（写真20）。実際には鉄鋼板を突き抜けるのみならず、衝撃で発火して融解させるのである。劣化ウランでつくった砲弾は白銀色で見た目はきれいである（写真21）。アメリカは砲弾、爆弾、機関銃の弾に劣化ウランをどんどん使っている。アメリカは莫大な量の劣化ウランを保有しており、これを何かに利用しないと、劣化ウランという廃棄物があまりにも多くなりすぎて困るのである。

劣化ウラン弾が戦争で使われたのは、第一次湾岸戦争、ボスニアでの戦争、セルビアの空爆、二〇〇三年のイラク侵攻とイスラエル軍のガザ地区侵攻であった。二〇〇三年のイラク侵攻では三週間の短い戦争であったが、一〇〇〇～二〇〇〇トンの劣化ウラン弾が使われた。

劣化ウラン弾には一般に合金を使い、九九・二五％劣化ウランと〇・七五％のチタンが使われる。九六・五％の劣化ウランと三・五％のチタンを使うものもある。

劣化ウラン弾を保有している国は、アメリカ、イギリス、フランス、ロシア、中国、インド、トルコ、サウジアラビア、イスラエル、バーレン、エジプト、クウェート、パキスタン、タイ、イラクと台湾である。

劣化ウランは地下要塞攻撃に有用であり、俗に地中貫通爆弾（bunker buster）といわれる。

劣化ウランの毒性学

劣化ウランを使う際に問題となるのは、人体に対して有毒であるかどうかである。人体に対する害は重金属としての化学毒性と、放射線による毒性が懸念される。もちろん、毒性は摂取量と被ばく量による。

まず、重金属の化学毒性であるが、劣化ウランの大きな固体ならば、ほとんど化学毒性はない。ところが、劣化ウラン弾が破裂すると、一部は高熱で酸化ウラン（UO_2）になる。また大部分の劣化ウラン弾は破裂した後も固体の金属ウランであるが、大きさの異なった金属の微粒子となる。この微粒子は空中に浮遊し、やがては地面に落ちる。人体には三つの経路で入る。経肺、経口、経皮（傷口）である。浮遊する劣化ウランの微粒子を人が吸入すると肺に沈着し、やがては肺胞マクロファージの食作用で取込まれ、ほかの細胞や血液へ移動する。細かいウラン粒子は水に溶けてウランイオンとなり、血液中では糖タンパク質のトランスフェリンと結合したり、クエン酸、重炭酸と結合する。UO_2は体内でさらに酸化され、UO_3になる。一般にウラン化合物は金属のウランより毒性が高い。固体ウランの九八％はほかの化合物にならず、そのまま体から排出される。つまり劣化ウランの化学毒性は、ウランのイオン化した化合物によるものである。ウラン化合物は肝臓、脾臓や腎臓で濃縮される。世界保健機関（WHO）は、ウラン化合物は体重一キログラムに〇・五マイクログラム以上あってはいけないとしている。体重七〇キログラムの人にとっては、だいたい三五マイクログラム以上あってはいけないということになる。

劣化ウランの人体に対する被害は、短期的にはほとんどないとみてよい。しかし何回も被ばくすると、慢性中毒が起こることが考えられる。劣化ウランは人体に影響がないと主張している人がいる一方で、劣化ウランが危険と主張している人もおり、がん発生の確率が高くなる、奇形児が生まれる可能性がある、と言っている。しかし、それを直接関連づける科学的根拠は少ないので、はたしてどちらの主張が正しいかは、今の時点では判断しにくい。劣化ウラン弾は実戦に使われたが、その回数は少なく、また、破裂して細かい粒子となっても、被害範囲が極度に限定されるので、被害が大きいと断定するには、現時点ではデータが少なすぎるためである。

つぎに、劣化ウランの放射性同位体の放射線をみてみよう。劣化ウランはウラン二三八が大部分であり、わずかながらウラン二三五とウラン二三四を含む。ウラン二三八は α 線（$^4He^{++}$）を出す。しかし半減期が四・五×10^9年（四五億年）であるから、ウラン二三八の自然崩壊はきわめて遅く、放射線は長く続くものではあるが、その放射能は弱い。ウラン二三五も同じく α 線を出すが、半減期は七・〇三×10^8年である。ウラン二三四も α 線を出し、半減期は二・四×10^5年である。

α 線は空中ではほんの数センチメートルの距離しか通らず、紙一枚でその通過を阻止できる。したがって、α 線は健康上ほとんど問題がないといえる。劣化ウランは α 線のほかに γ 線も放出する。WHOの調査では、劣化ウランの γ 線による放射線の被害はたいへん小さく、人体に対してほとんど害がないと結論づけている。こういうわけで、劣化ウランの固まり自体は、人体に対してほとんど無害といってよい。

問題は劣化ウランでつくった砲弾や爆弾が破裂した後である。つまり、内部被ばくが恐ろしいのである。破裂すると劣化ウラン弾の甲殻はばらばらになって四方に散らばる。特に酸化ウランなどを含む小さな劣化ウランの「ちり」は空中に浮遊し、人がそれを吸うと肺のなかに沈着する。ウラン二三八の放射線の半減期は四五億年であるから、一度体内に入ると、弱い放射線ではあるが、ずっと被ばくし続ける。人間の一生涯の間では、放射能はほとんどはじめと変わらない。

劣化ウランの被害を否定するアメリカ政府

アメリカ軍および北大西洋条約機構（ＮＡＴＯ）軍が劣化ウラン弾を使ったのは、ボスニア、コソボへの空爆のときと湾岸戦争のときで、砲弾のみならず機関銃の弾にも劣化ウランを大量に使った。劣化ウラン弾の人体に対する被害は、報告によって内容が正反対であることは述べた。アメリカ政府の立場としてはほとんど人体に対して無害と主張している。

一九九九年、アメリカのシンクタンクであるランド研究所（Rand Corporation）の調査では、劣化ウランは人に対して無害だと結論している。二〇〇一年のＮＡＴＯの報告では、劣化ウランががん発生を促進するという証拠はないと述べている。また、二〇〇二年オーストラリア国防省の調査でも劣化ウランが人体に有害だという証拠はないと述べている。

私は二〇〇二年にカタール国防省の招きで、化学テロについて講演した。当時は湾岸戦争の直前だったので、アメリカの将軍が学会に大勢参加していた。イラク侵攻の前進司令部は、カタールに設立されていたのである。この学会で、あるアメリカ人の放射線専門家が劣化ウランの被害について、くわしく報告した。私はたいへんよい報告内容だと思ったが、食事のときにアメリカ軍の将軍たちが「こんな非国民は、アメリカに対して害である。湾岸地区のアメリカ領事館や大使館に対し、こんな悪い奴がこの付近にいるので注意するように連絡した」と話していた。また、二〇〇五年に私は千葉県の銚子でＮＢＣ（核、生物、化学兵器）のシンポジウムを開き、カタールで劣化ウランの講演をしたこのアメリカの放射線専門家を招待した。すると何人かのアメリカ人が私に「君はなぜこんな人を招待したのか。劣化ウランは人体に対して被害がないとわかりきっているのに、この人は被害が大きいとウソの報告をしている」と文句を言った。皆、銚子の同じホテルに泊まっていたので、朝食のときには、文句を言ったアメリカ人たちと、この放射線専門家が口論していた。私はシンポジウムの議長だったので、聞いて聞かないふりをしてその場を離れた。

これらのエピソードでもわかるように、劣化ウランによる被害は、アメリカではあまり報道もされない非常に敏感なトピックスであることがわかる。

湾岸戦争の後、従軍したアメリカの兵士のなかから、多くの人が「体調がすぐれない」と申し出て、アメリカ政府に賠償を要求した。いわゆる「湾岸戦争症候群」といわれるものである。この原因は劣化ウランのみならず、化学兵器（米軍がイラクの兵器貯蔵所を爆撃したため）による被害もあろうが、本当の原因はまだわかっていない。この病気の症状として、ときどき起こる体のいたるところの痛み、疲労感、記憶喪失、染色体（遺伝子）の変化、生まれた子どもの奇形、がんの発生などがあげられるが、はっきりしたことは何もわからないのが現状である。

第三章　二〇一一年の最大事件
——原発事故と放射能汚染

二〇一一年三月十一日に東北地方で起きた地震、津波、そして福島第一原子力発電所の炉心溶融は甚大な被害をもたらした。そのうち炉心溶融の被害は化学とも関係があり、日本全国のみならず、世界中の人々が改めて放射能や放射線の害について再認識するようになった。

本章では、ごく簡単に放射能や放射線とは何か、原子力発電所の初歩の原理、ヒトへの放射線の影響、身を守るにはどうすればよいか、アメリカからみた日本の原子力発電所事故について述べる。

A　福島第一原子力発電所事故の衝撃

二〇一一年三月の日本は未曾有の国難に直面した。問題の出所は福島第一原子力発電所である。ここには六つの原子炉があり、一号機、二号機と六号機はアメリカのゼネラル・エレクトリック（GE）社製、三号機と五号機は東芝製、四号機は日立製作所製で、鹿島建設によって建てられ、東京電力が操作・管理をしている。以下では原子力発電所の破壊の詳細ではなく、原子力発電の基礎知識と、放射性物質や放射線の被害を毒性学の立場からごく簡単にみてみる。

放射能と放射線

「放射線」はよく聞きなれた言葉であるが、「放射能」という言葉にはちょっととまどう人もいる。そこでまずその区別について説明しよう。

「放射能」はもともと放射線を出す性質を意味したが、放射性物質のこと、つまり放射線を出す物質や原子のこともさすようになった。放射能には自然界に存在するものと、核実験や原子炉などで人工的につくられたものの二種類がある。天然に存在するウラン鉱石は放射線を出すので放射能の一種である。福島第一原子力発電所の事故で騒がれているストロンチウムやセシウムは原子炉でつくられた人工的な放射能である。

「放射線」には大きく分けて粒子性放射線と非粒子性放射線の二種がある。非粒子性放射線には、X線、ガンマ（γ）線がある。波長の短い領域の紫外線を含むこともある。粒子性放射線には電子線、陽電子線、アルファ（α）線（He^{2+}）、中性子線がある。それぞれで物体を透過する程度は異なる。

原子力発電の原理

簡単にいえば、原子力発電も原子爆弾も基礎原理は同じである。

ウラン二三五（^{235}U）が中性子とぶつかって核分裂すると中性子（neutron : n）が放出される。放出された中性子がまたウラン二三五とぶつかり、さらに核分裂を起こし、それが連鎖して膨大なエネルギーを生成する（図45）。この連鎖反応を持続させることを「臨界」という。原子爆弾は、短時間の間に連鎖反応を起こさせて生じる膨大なエネルギーをあっという間に放出させる。原子力発電では、連鎖反応で生じたエネルギーを徐々に取出して使う。そのためには原子爆弾と違う技術的な工夫が必要となる。

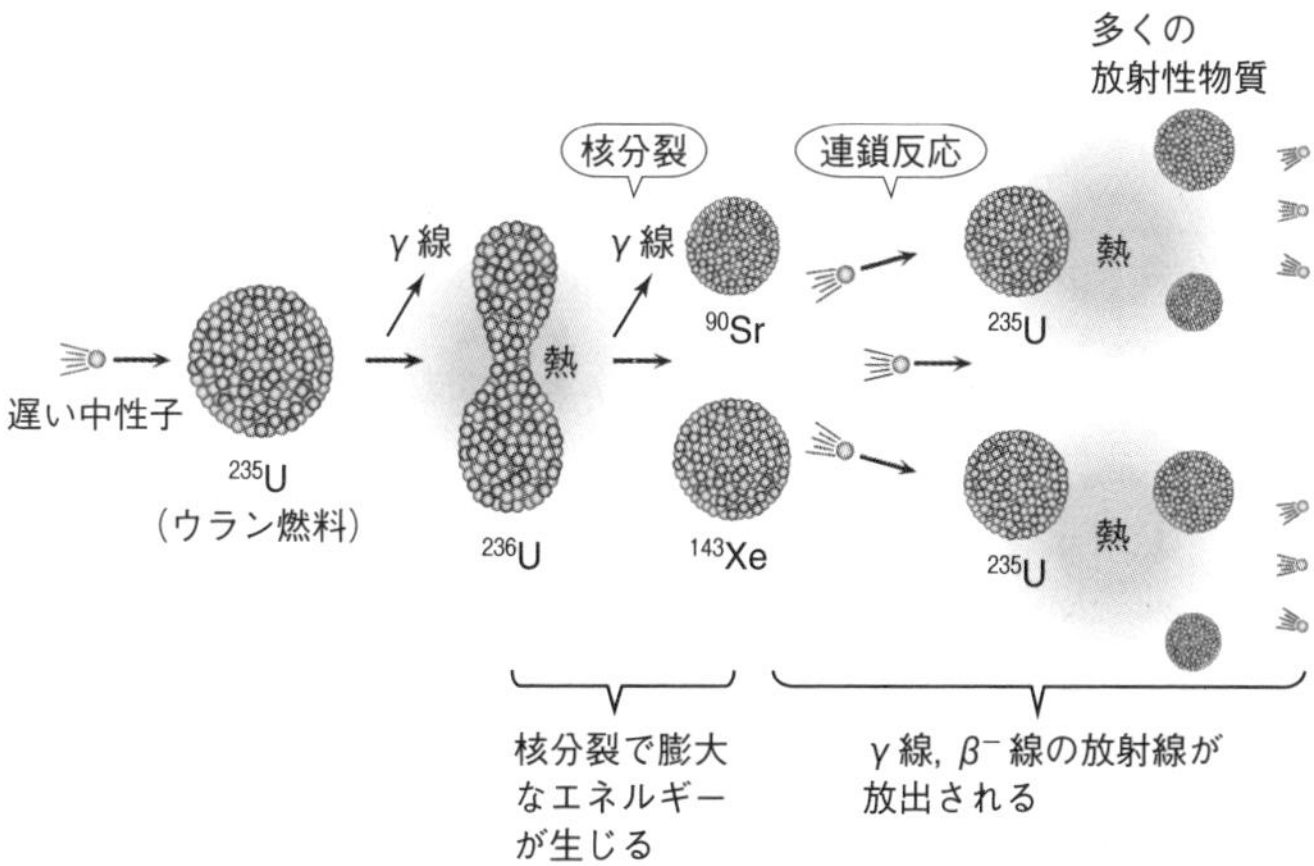

図 45　ウラン 235 の核分裂で生じる多くの放射性物質と放射線
（R. Chang, J. Overby,「化学　基本の考え方を学ぶ（下）」, p.612（東京化学同人）を参考に作成）

原子力発電所ではウランの核分裂の連鎖反応を原子炉内で行う。そのため原子炉の容器にはステンレス鋼が内張りしてある。

核分裂が起きたときに生成する中性子の速度があまりにも速すぎるので、その速度を抑えるために減速材を使用する。減速材として、黒鉛、ふつうの水（H_2O）や重水（D_2O）が使われるが、日本の原子力発電ではH_2Oを使っている。H_2Oは重水に対して軽水ともよばれるので、H_2Oを減速材として使う原子炉は「軽水炉」とよばれる。

核燃料としてはウラン二三五を使うことが多い。プルトニウム二三九でもいいが、天然にごくわずかにしか存在しないのであまり使われない。核燃料はジルコニウム（Zr）のケースのなかに入れられている。福島第一原子力発電所では原子炉を冷却で

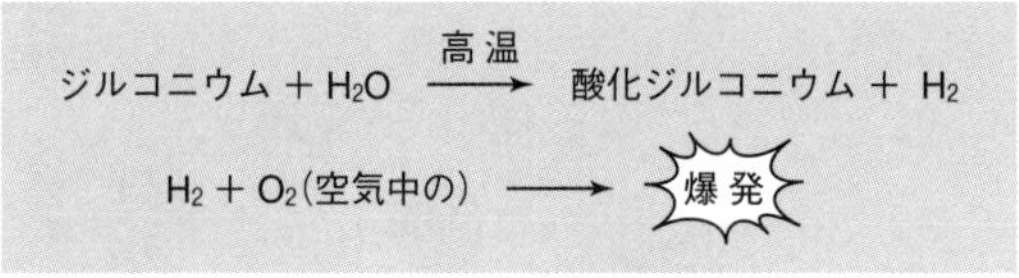

図 46　ジルコニウムと水の反応

きなくなったため、原子炉内の温度が非常に高くなった。高温となったジルコニウムは水と反応して水素を生じる。この水素が酸素と結びついて爆発したのである（図46）。

また、ウランの核分裂は制御しないと連鎖反応が進みすぎるので、中性子をさえぎる働きをする制御棒を上下に動かして反応をコントロールする。制御棒の素材は銀、インジウム、カドミウムの合金またはハフニウムや炭化ホウ素が使われる。

通常、原子炉の中は核反応によって非常に高温になっている。それもあまり高いと危険を伴うので、水を送って冷却している。東日本大震災によって福島第一原子力発電所ではこの冷却水が送れなくなった。万一のためにバックアップのポンプがあるのだが、津波で壊れて動かず、冷却水が送れず原子炉は高温になり、水素が発生して爆発したとされている。また、原子炉内の水も蒸発して核燃料棒が丸裸になり、融解して放射性物質が空中に飛び散ったのである。

火力発電所では石炭や石油で水を沸かし、高圧の水蒸気をタービンに送り回転させて発電する。原子力発電でも基本的には同じで、水蒸気をタービンに送る。ただ水蒸気の圧力が火力発電と原子力発電では少し異なるのみである。

B　ヒトへの放射線の影響

放射性物質はもともと自然界にもあり、そこから出る放射線を人間はふだんの生活のなかでも浴びているが、強い放射線が人体に当たるといろいろな被害を与える。このとき、体の外側から放射線が当たると**外部被ばく**となり、また体内に入った放射性物質によって体の内側から放射線が当たると**内部被ばく**となる。外部被ばくか内部被ばくかで、ヒトへの影響や防護の仕方には違いが出る。

ヒトの体は組織より成り立ち、その組織は細胞からなり、細胞は分子より構成され、分子は原子の集まりである。非常に高いエネルギーをもつ放射線が原子を直接壊す（ほかの原子になったり、イオン化すること）と当然ながら体に被害が起こる。放射線による被害は、おもに分子や組織のレベルの場合が多い。

人体へのエネルギーの移転

ヒトに対する被害の原因は、そもそも強大な放射線のエネルギーが人体に移されることにある。そこで、生体組織のある単位の長さ（一マイクロメートル）を放射線が進むときに、どれだけのエネルギーが移されるかという量が問題となる。この量をキロ電子ボルト（keV）単位で表したものを「線エネルギー付与」または「ＬＥＴ（linear energy transfer）」という。

放射線にはいろいろな種類があるが、それぞれのもつエネルギーは異なる。X線やγ線、β線は低ＬＥＴ放射線で、α線や中性子線は高ＬＥＴ放射線である。高ＬＥＴ放射線ほど、ほかの物

表 7　放射線の線エネルギー付与（LET）の例

放射線の種類（例）	LET 値（keV/μm）
^{60}Co の γ 線	0.3
200 keV X 線	2.5
5 MeV α 粒子線	90.0
100 MeV C^{+}	160
300 MeV Ar^{+}	1300

（A. T. Tu 著「中毒学概論 ― 毒の科学」じほう社（1999）より）

質と直接作用しやすく、生体への影響が大きい。いくつかの放射線のLETを表7に示す。

各放射線のヒトに対する度合い

われわれと放射線の関係で一番大事なことは、われわれの体にどういう被害を与えるかである。各放射線のヒトに対する影響は同一ではない。そこで各放射線のヒトに対する影響力に係数をかけ、等価にした単位をシーベルト（Sv）という（シーベルトはスウェーデンの物理学者の名前で、放射線防護の研究に多大な貢献をした人である）。もう少しわかりやすく説明すると、放射線の種類と関係なく、共通の尺度でヒトの体に対する影響を定量的に表したものともいえる。

ヒトが年間に受ける自然放射線の量はだいたい一・〇ミリシーベルトである。ヒトが一〇〇〇ミリシーベルトの放射線量を受けると、悪心・嘔吐を起こす。二五〇〇～六〇〇〇ミリシーベルトで生殖腺を害し、永久不妊となる。三〇〇〇ミリシーベルトで脱毛し、七〇〇〇ミリシーベルトで死亡する。福島第一原子力発電所による放射能漏れで測定されている比較的離れた各地の放射線量は、事故

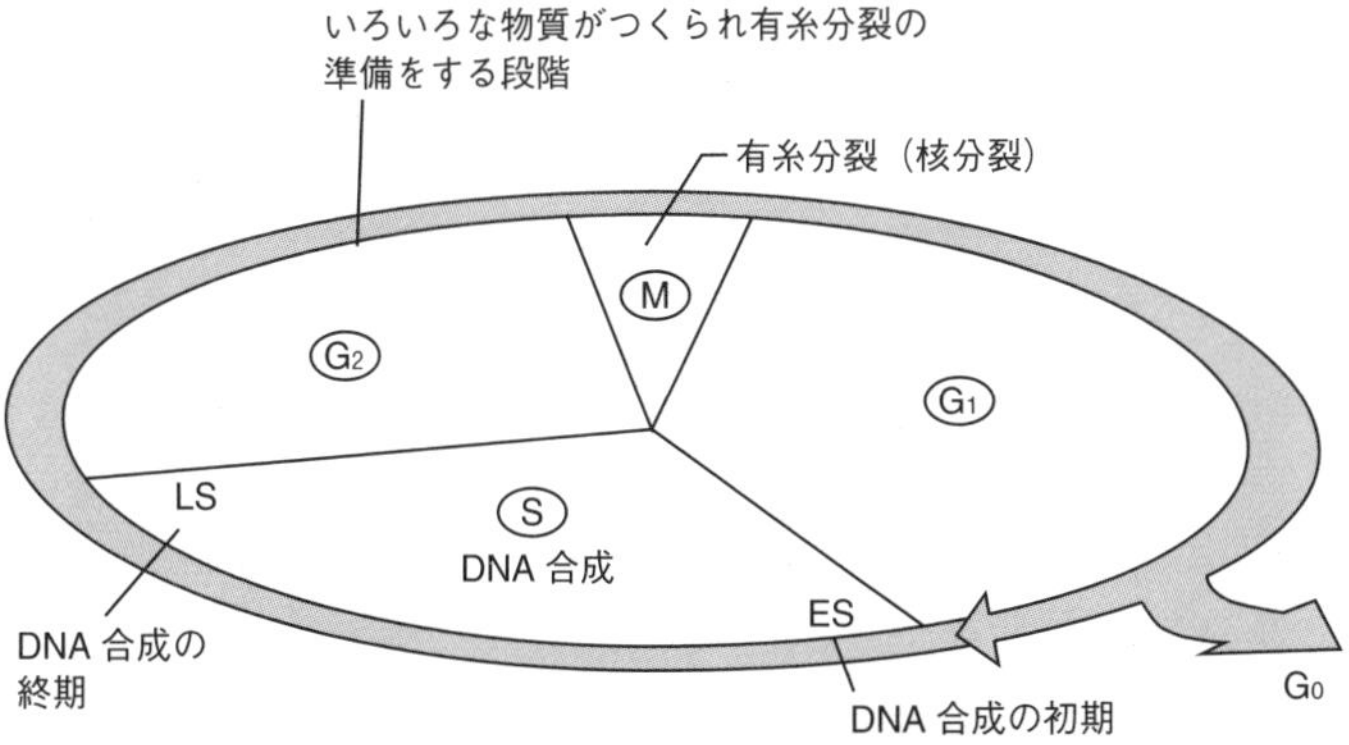

図 47　細胞周期と放射線の影響　細胞は分裂して成長し，また分裂する．放射線はMとG_2の段階に対して一番影響が強い．

後数カ月の時点で毎時マイクロシーベルト程度であるから、人体にはほとんど害のない線量である。しかし、ホットスポットとよばれる局所的に放射線量の高い場所があるので、注意は必要である。

器官や組織に対する被害

各器官や各組織が放射線で受ける被害は、器官や組織によって違う。通常は、細胞分裂が活発な組織や器官ほど放射線に対して感受性が高い。細胞分裂が活発な同じ細胞であっても、細胞分裂のサイクルの過程によって感受性は異なる。通常、細胞の核分裂の段階と、いろいろな物質をつくり始める段階が、放射線に対して一番感受性が高い（図47）。分裂能力の高い骨髄や腸は特に放射線に敏感である。小腸は消化された食物を吸収するところである。腸内の壁は絨毛や微絨毛がジグザグな形をとり、表面積を広くして、なるべく多くの栄養物を吸収しようとしている（写真22）。

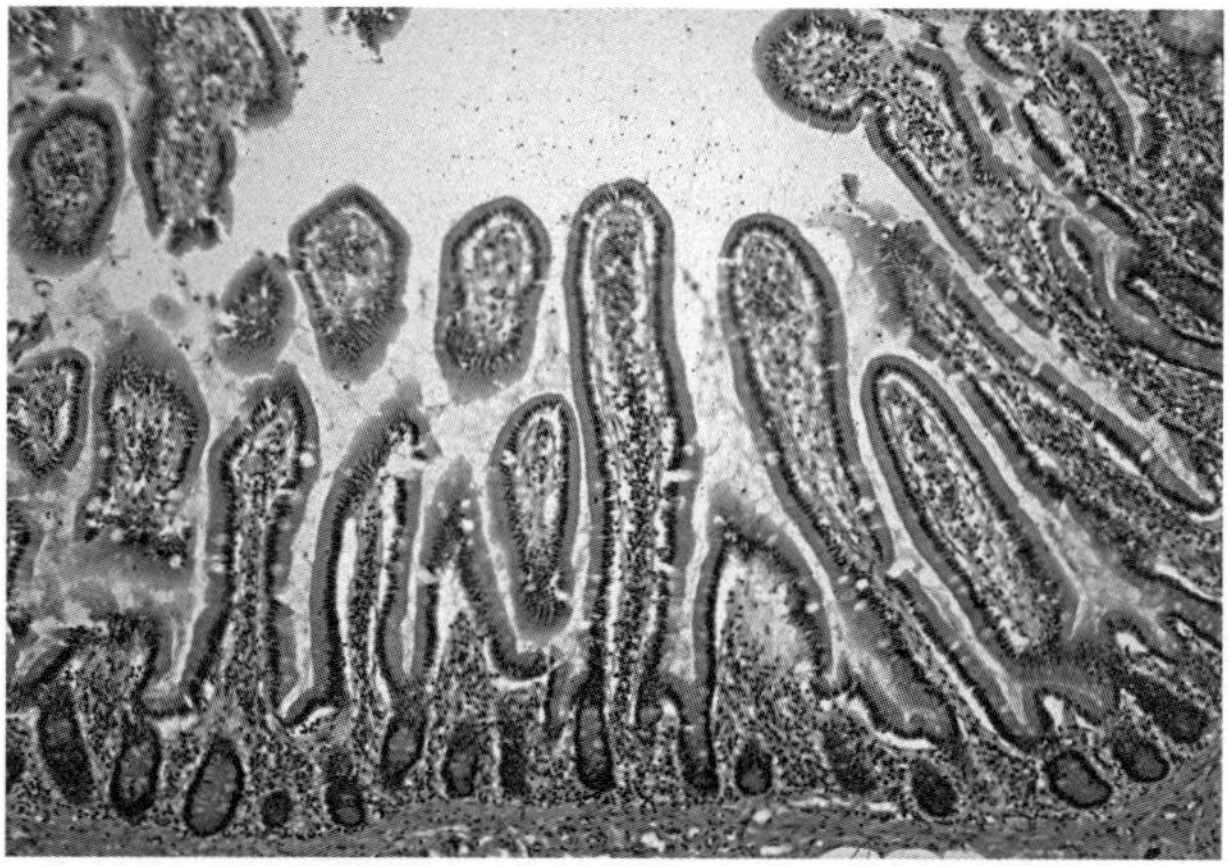

写真 22　腸内壁の絨毛の顕微鏡写真（中部大学生命健康・作業療法学科小林邦彦博士のご厚意による．http://square.umin.ac.jp/atlas/014/881024-02.html より）

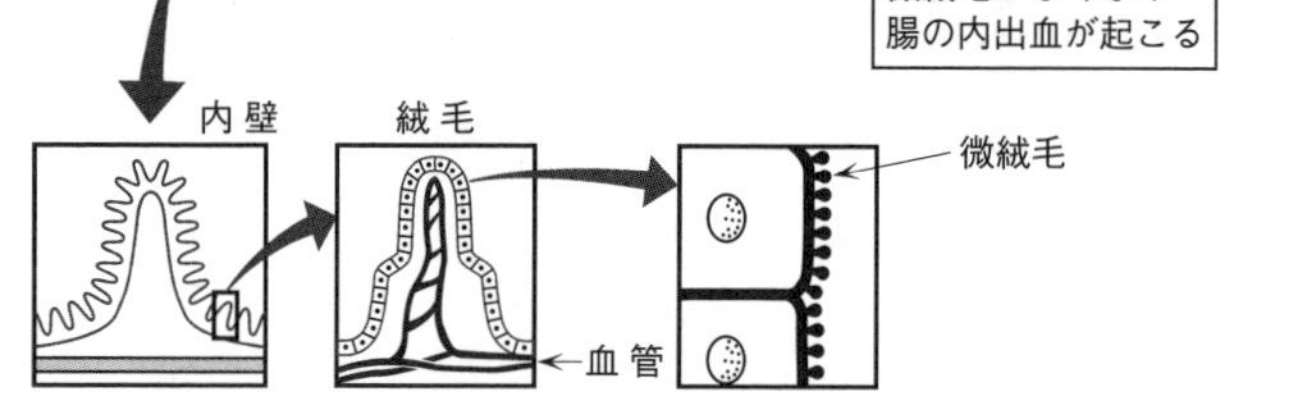

図 48　放射線による腸壁の損傷

通常は、絨毛表面の上皮細胞にある微絨毛は脱落しても、一週間くらいすると根元にある幹細胞が分裂して新しい微絨毛をつくって元の状態に戻る。放射線は小腸をつくるこの幹細胞を殺傷するが、分化し終わった微絨毛は破壊しない。強い放射線を受けて一週間ほどして下痢を起こすのは、幹細胞が殺傷され、新しい微絨毛の補充がなくなるからである。微絨毛がなくなると、栄養分の吸収が低下するばかりか、胆汁塩類の吸収も低下する。広島や長崎で原子爆弾に被爆した人が、一見元気そうに見えて一〜二週間でころりと死亡するケースが多々あった。これは幹細胞の死により微絨毛が脱落し、内出血を起こしたためである（図48）。小腸のほかにも皮膚も放射線に敏感で、紅斑や表皮の角質化を起こしたりする。

放射線の組織に対する影響は、組織によって感度が違う。骨髄は、血液内の種々の細胞をつくるところである。これが強い放射線によってひどく傷つけられると、造血作用に欠陥を起こし、それがもとで一カ月ぐらいして死ぬことがある。この場合は血球数の減少が特に顕著である。血液関係の細胞は放射線に対して特に敏感である。中性子線が人体に入ると、体内にあるナトリウムが放射性のナトリウム二四に変わる。半減期が一五時間なので、短期間ながらも内部被ばくを受ける。また、高い線量の放射線を受けると中枢神経が障害される。

生体分子に対する被害

細胞を新たにつくるうえで重要な分子はＤＮＡである。ＤＮＡが損傷すると、体への被害は大きくなる。ＤＮＡの損傷にはいろいろあるが、まとめてみると以下のようなものがある。

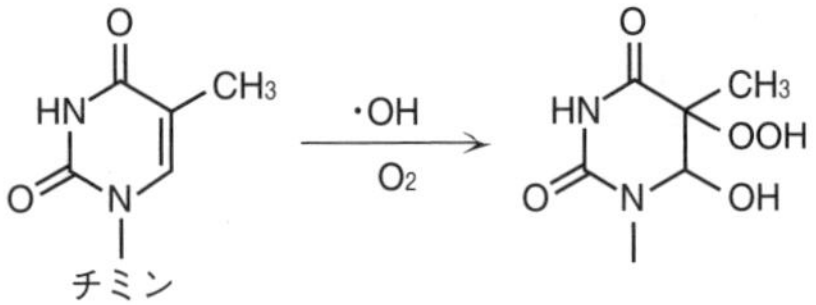

図 49　·OH の酸化作用

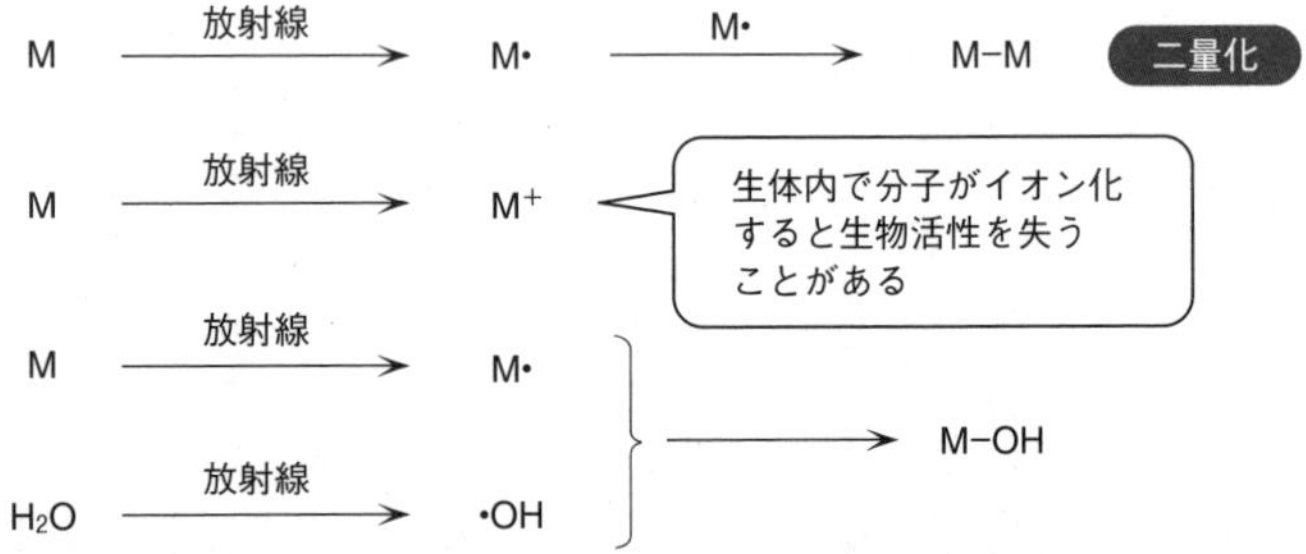

図 50　放射線によって起こる生体分子（M）のさまざまな変化

（1）ＤＮＡ鎖が切れて二重らせん構造が壊される。

（2）ＤＮＡの塩基が酸化する。水は放射線によって·OHラジカルを生成する。·OHラジカルが塩基を酸化させる（図49）。

（3）ＤＮＡとタンパク質が架橋結合を起こす。

（4）ＤＮＡの塩基同士が結合する。

こうしたＤＮＡの損傷は、放射線以外に化学物質などでもよく起こるので、体のほうにはすぐに直す修復機構がもともと備わっている。しかし、修復に関係するＤＮＡやタンパク質が損傷して、修復が破壊のスピードに追いつかなくなると、エラーが起こりやすくなって細胞死が起こったり、がんになりやすくなる。

表 8　おもな核種の半減期

核　種	半減期	核　種	半減期
^{58}Co	約71日	^{131}I	約8日
^{60}Co	約5年	^{132}I	約2時間
^{85}Kr	約11年	^{133}I	約21時間
^{90}Sr	約29年	^{133}Xe	約5日
^{93}Zr	153万年	^{134}Cs	約2年
^{99}Mo	約66時間	^{136}Cs	約13日
^{99m}Tc	約6時間	^{137}Cs	約30年
^{99}Tc	約21万年	^{140}Ba	約13日
^{105}Ru	約4時間	^{140}La	約2日
^{106}Ru	約370日	^{147}Pm	約3年
^{129m}Te	約34日	^{235}U	約7億年
^{129}Te	約70分	^{238}U	約45億年
^{132}Te	約3日	^{239}Pu	約2.4万年

また、DNAだけでなく、放射線は他のタンパク質など多くの生体分子をイオン化したり、フリーラジカルにしたりする。それらが互いに反応し合って別の化合物になることでも生体に被害が生じる（図50）。

放射線を出すさまざまな物質

核燃料に使われるウラン二三五が核分裂すると、実に多くの原子になる。その多くは放射性であり、崩壊によって元の原子の数が半分になるまでに要する時間（半減期）もまちまちである（表8）。核分裂によってできる原子は、以下のようにたくさんある。

Se Br Rb Sr Y Zr Nb Mo Tc Ru
Rh Pd Ag Cd In Sn Sb Te I Xe
Cs Ba La Ce Pr Nd Pm Sm Eu Gd
Tb Dy Ho Er Th Pa Cm Np Pu Am

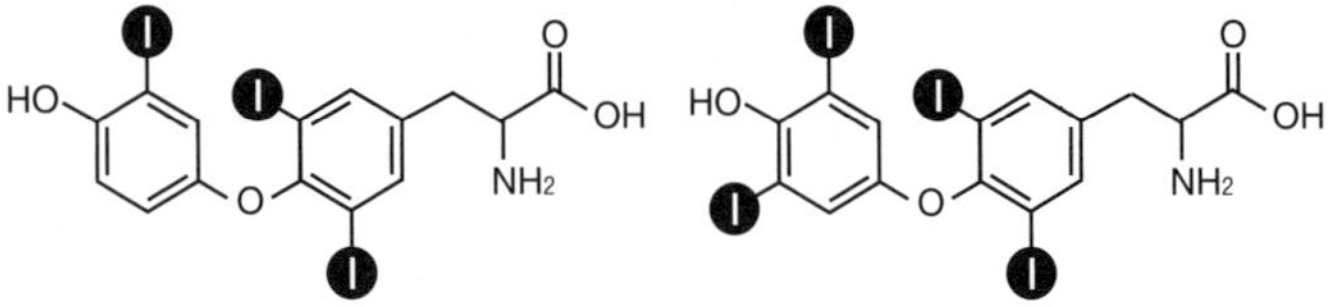

図 51　甲状腺ホルモンの構造

核分裂したときのエネルギーは莫大なので、これらの核分裂生成物は空気中を飛びまわる。だから大気が放射性物質で汚染されたときは、家をできるだけ密閉して屋内に閉じこもって、空中に浮遊しているこれらの放射性物質を吸わないことが何より肝要である。

たとえば放射性のヨウ素一三一を吸うと大半は甲状腺へと運ばれる。甲状腺ホルモンには二種類のホルモン（T_3とT_4）があるが、いずれも側鎖に三〜四個のヨウ素（I）を必要とするからである（図51）。こうして取込まれた放射性ヨウ素によって、体の内側から放射線を受け続けると、甲状腺がんになりやすい。

ヨウ素一三一が空中を浮遊している場合に、非放射性のヨウ化カリウム（KI）を服用する利点は、放射性ヨウ素が甲状腺に入る割合が少なくなるからである。ヨウ素一三一の半減期は八日間なので、放射能汚染された空気や食物は体外でも急速に少なくなるため、時間が経つほど人体に対する危険度は減少する。

放射性のストロンチウム九〇が体に入った場合は、運ばれる場所はヨウ素とは違う。ストロンチウムは周期表で一つ上にあるカルシウムに生理的な挙動が似ているので、放射性のストロンチウムは骨や歯の組織のなかに沈着しやすい。ストロンチウム九〇の半減期は二九年

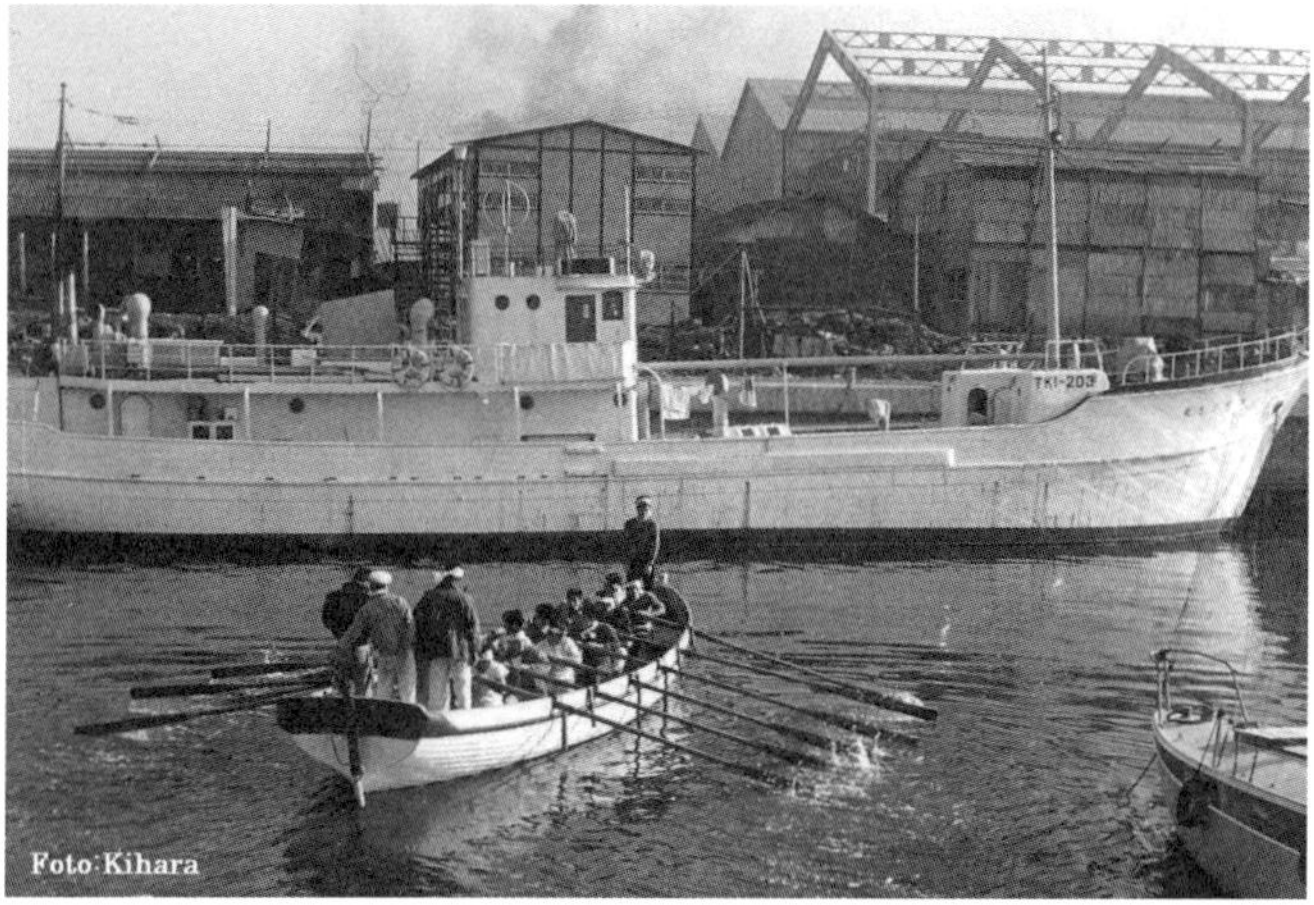

写真 23　死の灰を浴びた第五福竜丸　一時東京水産大学の船となり，学生の訓練に使われ，のちに第五福竜丸展示館に置かれた．(写真は木原興平先生より)．

で、吸ったり汚染された食物を食べれば内部被ばくを受け続ける。しかし、徐々に尿から排出されるので、いつまでも体のなかに残るわけでもない。

放射性のセシウム一三七の入ったものを食べると、腸から吸収されて全身にまわる。だんだんと減ってゆくが筋肉には蓄積しやすい。セシウムは周期表でナトリウムやカリウムと同じアルカリ金属に属するから、ナトリウムやカリウムと生理的な挙動が似ている。

いったん体内に取込まれたこれらの核分裂生成物が崩壊するまでの時間は、それぞれで異なる（表8）。短いものなら一秒程度で、長いものだと数十年もかかる。体内に残った放射性物質が長期的にどのように人体に影響するかについては、はっきりしない部分もある。がん以外は大丈夫という人もいれば、何らかの被害があるという人もいる。

ビキニ環礁で日本漁船が浴びた死の灰

日本は世界にもまれな国で、放射能や放射線による直接被害を多く受けた国である。長崎・広島の原爆による被ばくは最も世界的に知られた被害である。そのほかに日本ではよく知られているが世界的にはあまり知られていない被害の例は、ビキニ環礁での被ばくであろう。一九五四年三月一日、マーシャル諸島のビキニ環礁近海でマグロ漁業をしていた日本の漁船「第五福竜丸」（写真23）の乗組員たちがいわゆる「死の灰」を浴びた。アメリカ軍が当時近くで行った水爆実験による放射性降下物である。

ビキニ環礁での被害は、長崎、広島や福島第一原子力発電所事故での被害とは根本的に違うので、その差をごく簡単に説明しよう。

ビキニでの爆発は核融合による爆発で、原子爆弾は核分裂による爆発である。原子炉内の核分裂は図45で示したのでよく理解できると思う。

核融合の原料としては重い水素のジュウテリウム（^{2}D）とトリチウム（^{3}T）を使う。

$$^{2}D + ^{3}T \longrightarrow ^{4}He + ^{1}n + \text{莫大なエネルギーの放出}$$

重水素 ^{2}D を液体にして使うのは不便なので固体である LiD を使う。^{3}T の発生源としては LiT を使う。LiT に ^{1}n を与えると ^{4}He と ^{3}H つまり ^{3}T が出てくる。

$$\mathrm{LiT} + \mathrm{n} \longrightarrow {}^{4}\mathrm{He} + \underset{({}^{3}\mathrm{T})}{{}^{3}\mathrm{H}}$$

核融合を起こすためには、まず先に高温を与えないといけない。この熱は原子爆弾を使って与える。水素爆弾が爆発すると、^{4}Heやnが出るほか核分裂で種々の放射能（放射性物質）が生成するので危険であることには変わりがないのである。

ビキニ環礁での被ばくにより、第五福竜丸は多量の放射性降下物（死の灰）を浴び、久保山愛吉無線長が半年後に放射能症で死亡した。乗組員二三名全員が被ばくした。一連の水爆実験によって、ほかにも近くの海域で死の灰を浴びた漁船が多数いたことはわかっているが、その後の影響はあまり明らかにされていない。

いかにして放射線を防ぐか

放射線を中和するような薬はないが、いろいろな方法によってその被害を最低限にすることはできる。

（1）放射線放出の地点から遠ざかる

放射線は距離の二乗に反比例して減るので、放射線災害発生地から離れるほど安全である。

（2）風上のほうに移る

放射性物質が空気中にばらまかれると、風によって風下のほうに移るので、風上のほうに逃げ

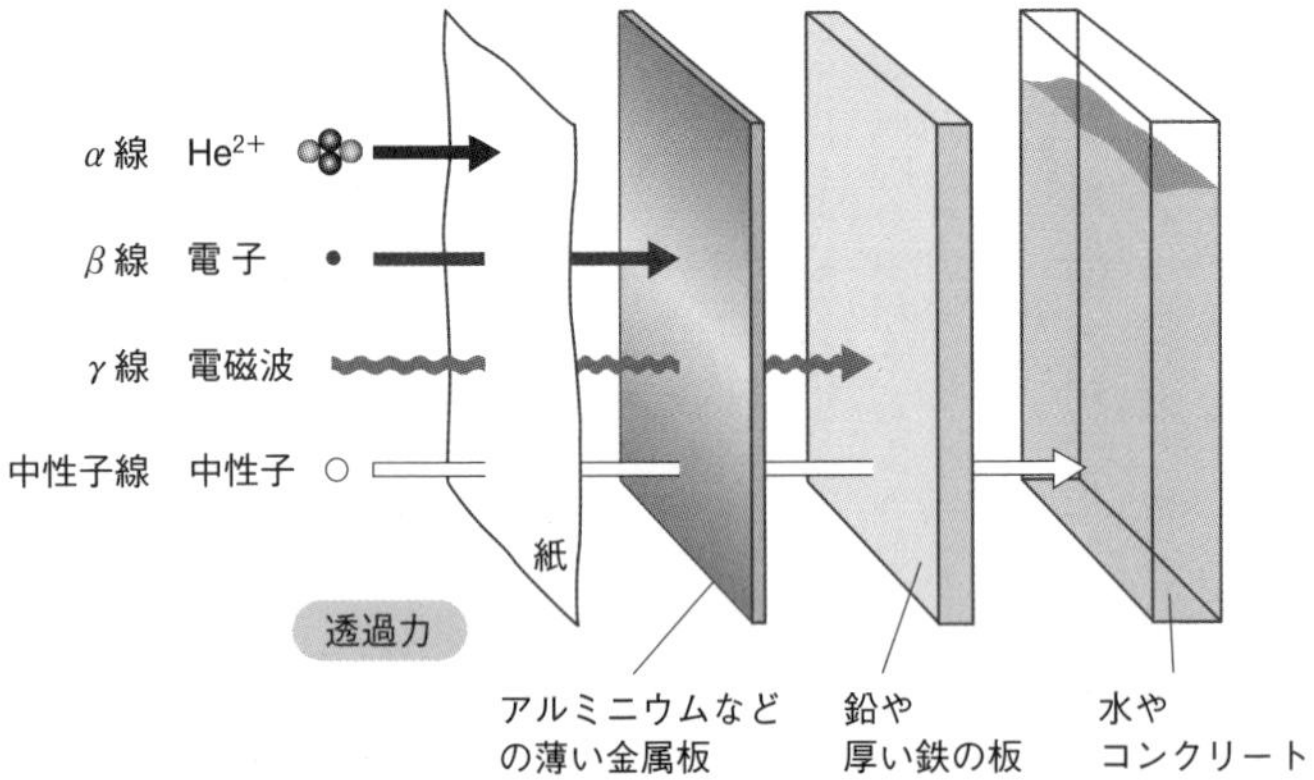

α線
プラスの電気をもった重い粒子．空気中で数 cm 程度飛ぶと止まり，紙でも止められる

β線
マイナスの電気をもった軽い粒子（電子）．空気中で数 m 程度飛ぶと止まる．アルミ板程度の金属でさえぎることができる

γ線
電磁波（光や電波と同じような性質）で透過する能力が強い．鉛板やコンクリートで減衰する

中性子線
ウランが核分裂を起こすとある程度飛び出す，電気をもたない中性の粒子．透過する能力が強い．コンクリートや水で減衰する

図 52　放射線の種類と透過力の違い（現代化学 2011 年 5 月号，p.20 より）

ることが必要である。いくら体が丈夫でも放射線はその人の身体の強弱に関係なく、外部被ばくや内部被ばくを起こす。とにかく三十六計逃げるにしかずで遠慮なく逃げることである。

（3）時間を見る

放射性物質は体外で減少する。これを定量的にみるのに前述した半減期が参考になる。半減期が短いほど、その放射性物質は時間によって減少する率が早い。放射線災害発生の地域を訪れなければならないときは、なるべく時間が経ってから行けば、体に対する安

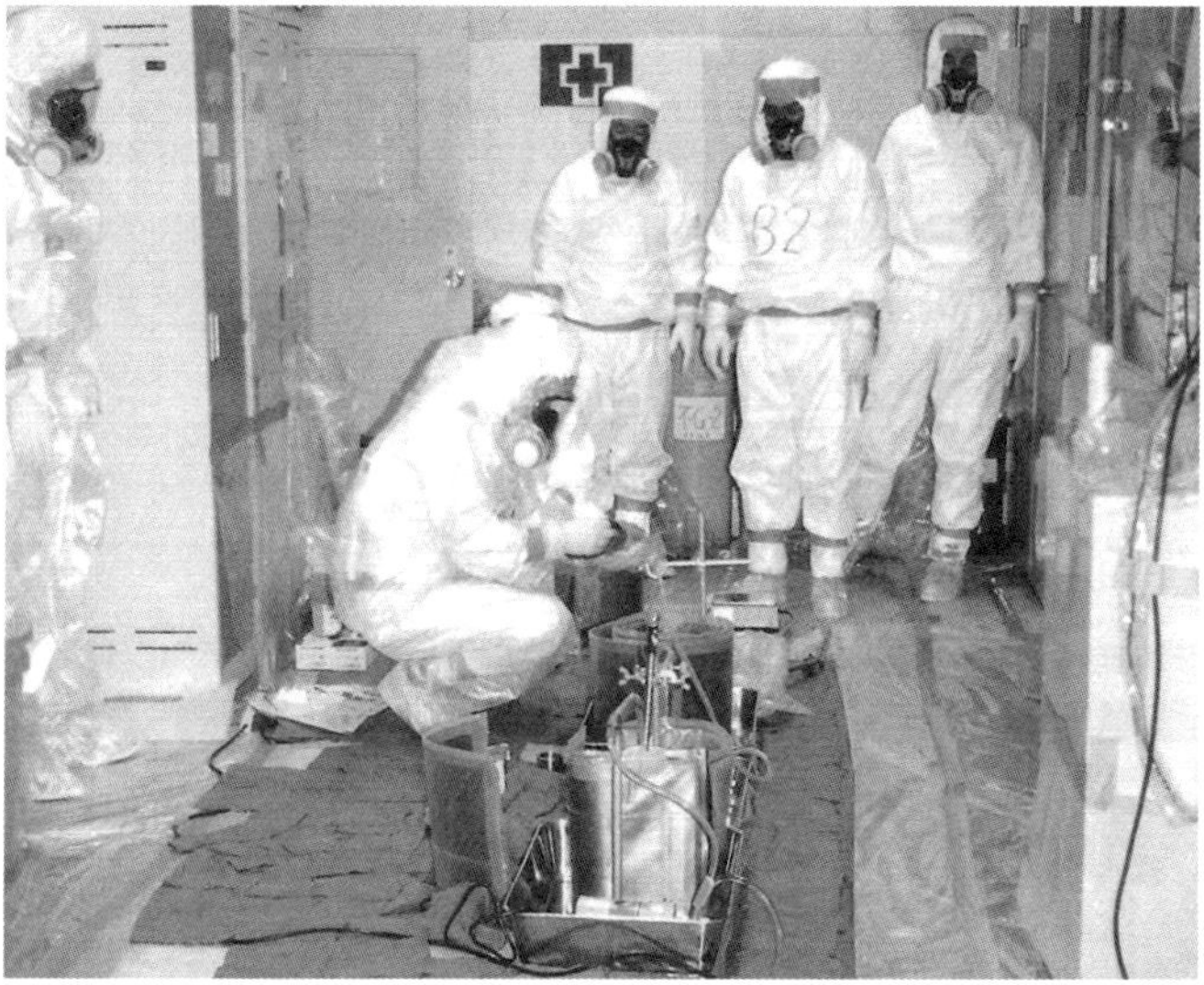

写真 24　外部被ばくを防ぐための防護服と内部被ばくを防ぐための防毒マスク（原子力広報，No.103（2000）より）

全度が高くなる。

（4）遮へい物に頼る

各放射線はその種類によって透過力が違う（図52）。γ線と中性子線は（＋）や（－）でないので、遮へい物と反応せず透過力が強い。He^{2+}（α線）は遮へい物と反応するのですぐに止まる。ただし、透過力が弱くても体内に入れば（内部被ばくすれば）体内で放射性を出し続けるので危険である。

外部被ばくしたら除染する

被ばくの一番多い所は皮膚であるので、衣服を脱いで体中を水で除染する。皮膚への付着を防ぐには放射線防護服を着用する。また空気中に漂っている放射性物質の吸入を防ぐには、防毒マスクを着用することである（写真24）。

内部被ばくの治療

ウラン二三五が原子炉内で壊変するといろいろな放射性金属ができる。ゆえに金属と結合するキレート剤を使えば理論上、放射性金属を体から除くことができる。キレート剤としてはＥＤＴＡ(ethylendiaminetetraacetic acid) やＤＴＰＡ (diethylenetriaminepentaacetic acid) がある。ヨウ化カリウムを飲めばヨウ素一三一が甲状腺に行くことを防げることはすでに述べた。またヨウ化カリウムはテクネチウム（放射性元素）も防げる。

塩化カルシウムはストロンチウムの骨や歯への沈着を防ぐ。周期表をみればわかるように、カルシウムはストロンチウムと同じ族にあり、似た性質をもつからである。

Ｃ　アメリカからみた日本の原発事故

日本の地震、津波、原発事故のトリプルパンチはアメリカにも大きな衝撃を与えた。アメリカの新聞、テレビは連日「特別ニュース」でひっきりなしに日本の不幸を伝え、日本に対して同情を示すと同時に、アメリカへの影響についても述べた。

まずアメリカが第一に心配したのは、日本在住や旅行中のアメリカ人、日本に駐屯しているアメリカ軍兵士とその家族の安全である。アメリカは、福島第一原子力発電所から五〇マイル（八〇キロメートル）以内にいる人はすばやくそれ以遠の地区に移るよう勧告した。しかし日本政府は当初一二マイル（二〇キロメートル）までを危険地域と見ていた。なぜこんなに差があったのであろうか。アメリカ政府は表立っては、「日本政府と意見が合わないのでなく、アメリカの標準に従っただけの話である」と言った。しかし、これは表での言い分である。実際には、アメリカは日本政府が事を過小評価していると思ったのである。

当初、日本政府や東京電力の声明ではそんなに深刻でないと言っていた。アメリカ政府は、原子力発電所で事故が起き、火災や爆発、原子炉内の水の蒸発、燃料棒の露出が起こったとき、事は非常に深刻だと思った。放射性物質が空中に漏れるに従い、アメリカはこの発電所は廃棄する以外にないと思った。最後には日本政府も事の重大性を悟り、アメリカ政府に援助を求めた。

放射能や放射線に備える専門部隊

アメリカの国防総省のなかには放射能や放射線に対処する四五〇〇人の専門部隊があり、これは合衆国北戦区（U.S. Northern Command）に属している。そのため、ウィラード合衆国太平洋軍司令官（Commander of the U.S. Pacific Command）は、九人の核兵器専門家を北戦区から太平洋戦区に移し、日本に派遣するよう国防総省に推薦した。そして四五〇人の核災害に対処できる特殊部隊を日本に送るようにした。

なぜこのような面倒な手続きをするかというと、アメリカの戦区から説明しないといけない。アメリカは世界を六つの戦区に分けている（図53）。これは戦争が起きた場合に、各戦区で自動的、独

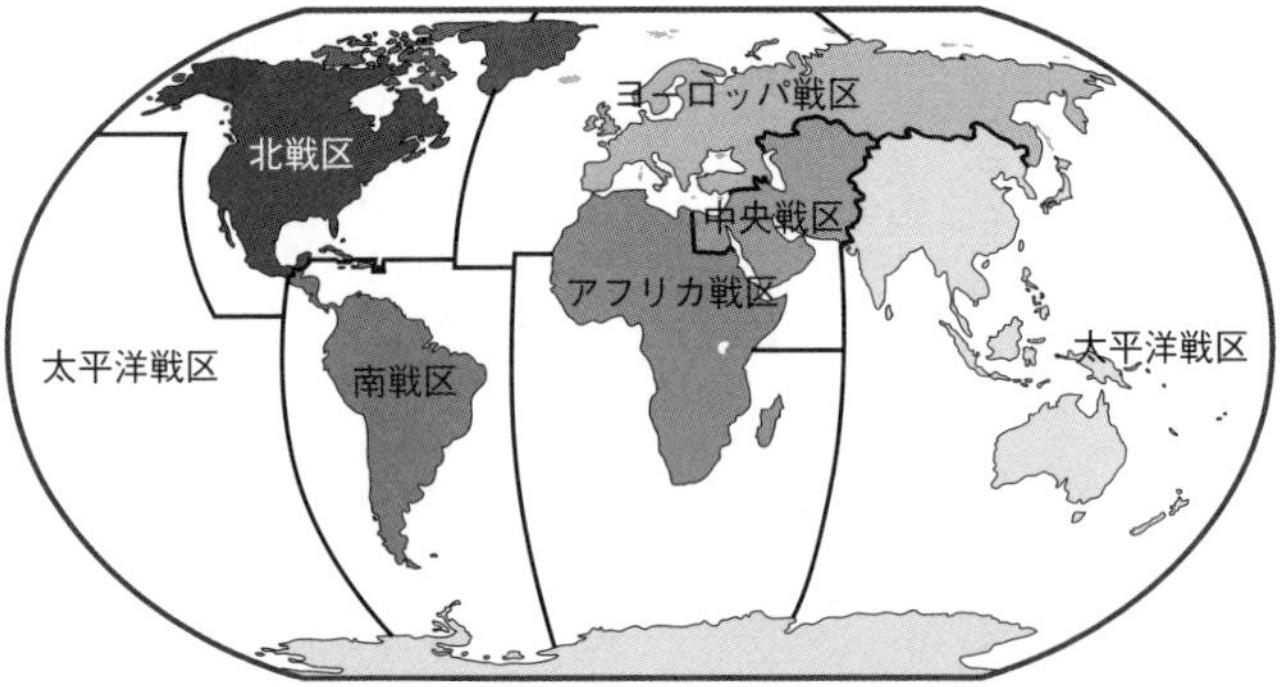

図 53 アメリカの六つの戦区 放射能に対処する専門部隊は北戦区に所属.

立的に対処するためである。

日本で起きた災害を援助する部隊は「太平洋戦区」の管轄下であるが、核に対処する特殊部隊はアメリカ本土にある。アメリカ本土、カナダ、アラスカ、メキシコ、カリブ海、太平洋沿岸、大西洋沿岸は「北戦区」である。こういうわけで「北戦区」から「太平洋戦区」に核専門家九人や特殊部隊四五〇人を移し、そして日本に派遣して援助にあたったわけである。

アメリカへ与えた影響

福島第一原子力発電所から飛び散った放射性物質は、三月十八日にはすでに太平洋沿岸のカリフォルニア州に到達し、放射性のキセノン一三三が検出されている。ハワイや太平洋沿岸諸州の人は、三月後半にはすでにヨウ化カリウムを購入し始めていた。ヨウ化カリウムは放射線防止のためでなく、放射性のヨウ素が体内の甲状腺に入りにくくするためである。カリフォルニア当局は、アレルギー体質の人にはヨウ化カリウムを使うべきでないと警告している。

アメリカではいま、二カ所の新しい原子力発電所を建設中である。国会の原子力規制委員会（nuclear regulatory commission）のヤッコ（G. B. Jaczko）委員長もオバマ大統領も、日本の事故はアメリカの原発計画には影響しないと声明を出したが、日本の事故で得られた教訓を参考にアメリカ原発の運営をより厳重に注意すると述べている。

二〇〇八年の時点で、アメリカには全部で一〇四カ所の原子力発電所があり、みなかなり老朽化しているので、日本での事故はアメリカの原発管理に警鐘を鳴らした。原子力発電所の老朽化は、アメリカのみならず世界的現象でもある。世界中の原子力発電所の八一％が二〇年以上前に建てられたものである。

スリーマイル島の原子力発電所事故

アメリカでの原子力発電所事故は一九七九年にペンシルヴェニア州で起きたスリーマイル島の原子力発電所事故が有名である（写真25）。日本の福島第一原子力発電所の場合は天災が引き金であったが、アメリカの場合は人為的なミスによるものだった。福島の場合と同様に原子炉に水を送れなくなり、内部の熱がどんどん高くなり、炉心溶融が起き、ヨウ素一三一やセシウム一三七が放出された。

通常、原子力発電所では炉心溶融が起こらないように常に冷却水で原子炉を冷やす。これが壊れた場合を予想して別にバックアップのポンプが用意されている。福島第一原子力発電所では地震と

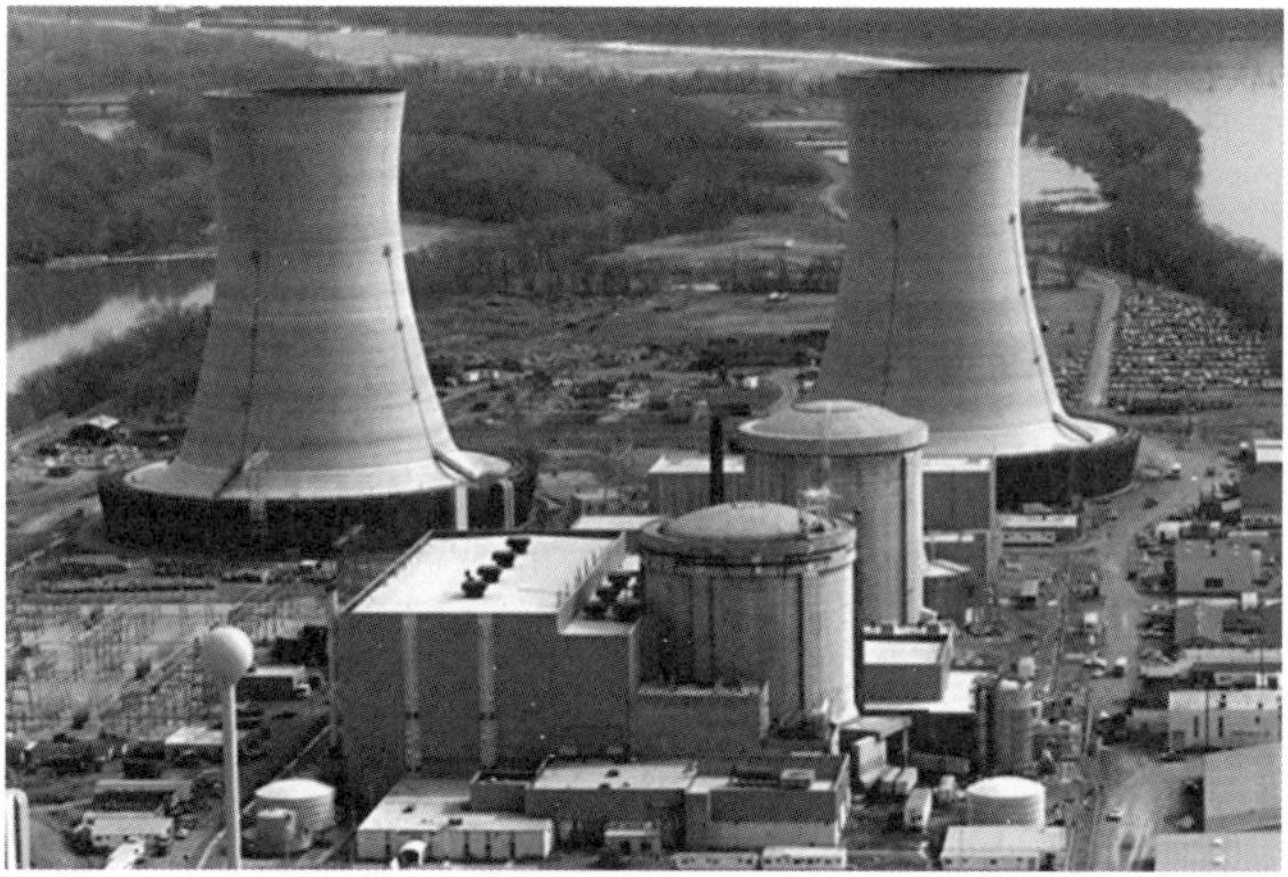

写真 25　スリーマイル島原子力発電所　（アメリカ合衆国エネルギー省）

津波で予備のポンプも作動しなくなってしまった。原子炉の温度がどんどん上がると、最終的には炉心溶融となる。アメリカのスリーマイル島の原子力発電所ではこれが起きた。ただし、炉心溶融が起きても、反応炉は丈夫なステンレス鋼でつくられているので、この反応炉自体は溶けなかった（チェルノブイリでは炉心溶融が起き、そのまわりを囲んでいる壁も爆発ですべて破壊されてしまったので、被害が大きかった）。

スリーマイル島での事故は福島の事故と似たところがあるが、幸いなことに死者は出ず、たいして大きな被害が出なかった。一方、福島の場合は原子炉が六つあり、そのうち三つの原子炉が冷却できなかったので、スリーマイル島の事故より事が重大である。スリーマイル島の事故は、環境保護団体が発電所の経営者を訴え、二五〇〇万ドルで法廷外和解で解決した。放射性物質を含んだ一五〇トンもの残骸（radioactive wreckage）は、一九九〇年にアイダホ州のエネルギー省の貯蔵所に置かれ、現在も保管されている。

以上、本章では福島第一原子力発電所で起こった炉心溶融で漏れたいろいろな放射性物質や放射線について、その原理や人体に対する影響を簡単に説明した。われわれが心配をする問題の原因が理解されるものと思う。

おわりに

毒物学は毒に関する学問であり、私は一生涯、ヘビ毒、特にガラガラヘビとウミヘビを研究してきた。しかし、これは毒物学のほんの一部にすぎない。毒物学一般について知りたいので、米国コロラド州立大学で教鞭をとっているときに率先して毒物学を教えた。その内容はやがて月刊誌「現代化学」に何年も連載され、そのうちに「身のまわりの毒」と「続 身のまわりの毒」の二冊の本となって、一九八八年と一九九三年にそれぞれ出版された。

一九九八年にコロラド大学を退官した後、私は日本の千葉科学大学と順天堂大学で客員教授、また、岩手医科大学で非常勤講師として毎年教えた。社会はダイナミックに刻々と変化する。人の毒物に対する興味もそれにつれて変化するものである。そこで、毒物学の講義も単にあらゆる毒物の性質だけを述べるのでなく、今、社会でどういう問題になっているか、なぜそうなったのか、その原因は何か、その解決法はあるかなど、現実の生活と結びつけて講義するように努めた。今現在、問題となっている毒物の場合、本には書かれてないことが多いので、私はこれら三校で講義するときに、時事的なことはプリントをつくって補った。これらをまとめて「現代化学」に二〇〇九年から二〇一一年まで連載したが、その文章を修正、加筆してできたのがこの本である。

本書で取上げた毒物は、ふだん私たちが目を通す新聞や雑誌でも報道されているものであるが、それを少し科学的に描写し、誰でも理解できるように書いた。化学を勉強した者なら化学構造などがあったほうがピンとくるので、構造式を時々入れたが、化学構造に興味のない人は、それらをとばして読んでも内容の流れがつかめるように書いたつもりである。

私の若い時代に比べて現代社会は、麻薬、ドラッグなどが大きな社会問題となっている。また、あらゆる食品が輸入されるようになり、その安全性が問題化するようになった。そのため本書では、なるべくこれらの問題に直接体当たりして追求するように心がけた。本書が、危険の増大した現代社会を理解する足しに少しでもなれば幸甚である。

二〇一二年三月

アメリカ合衆国コロラド州のフォート・コリンズにて

Anthony T. Tu（杜 祖健）

科学のとびら50
ニュースになった毒
二〇一二年三月二一日　第一刷　発行
著　者　ANTHONY T・TU
発行者　小澤美奈子
発行所　株式会社　東京化学同人
東京都文京区千石三-三六-七（〒一一二-〇〇一一）
電　話　〇三-三九四六-五三一一
FAX　〇三-三九四六-五三一六
印刷・製本　日本フィニッシュ（株）

 ISBN978-4-8079-1290-2